통합
암치료
쉽게 이해하기

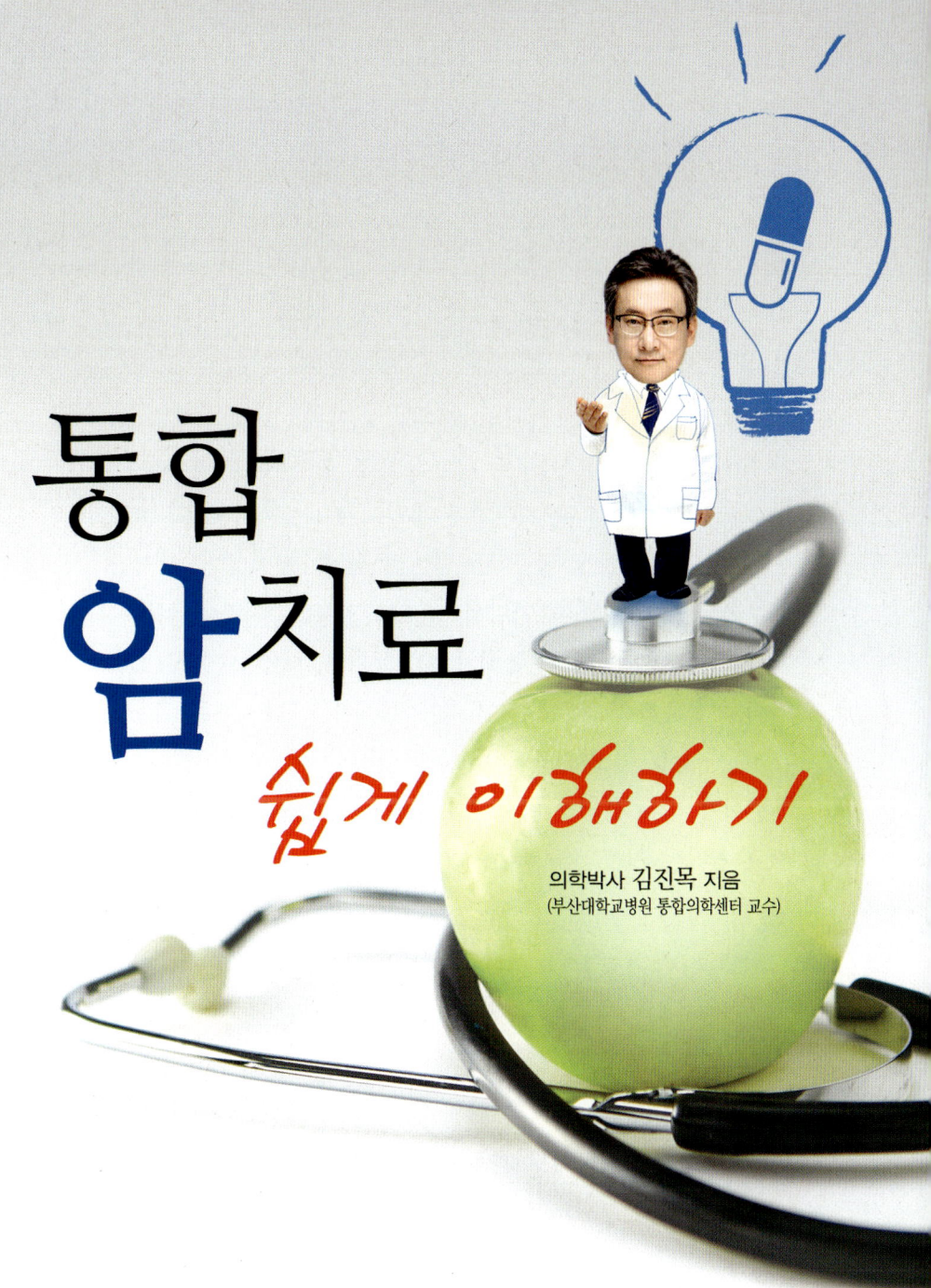

통합 암치료
쉽게 이해하기

의학박사 김진목 지음
(부산대학교병원 통합의학센터 교수)

서현사

머리말

프랑스에 가면 삶은 개구리 요리가 있습니다. 손님이 직접 보는 앞에서 개구리를 산 채로 냄비에 넣고 조리하는 것입니다.

물이 너무 뜨거우면 개구리가 펄쩍 튀어나오기 때문에 처음에는 개구리가 가장 좋아하는 온도의 물을 붓습니다. 그러면 개구리는 기분이 좋아 가만히 엎드려 있는데, 시간이 지나면서 서서히 불의 온도를 높이기 시작합니다. 아주 느린 속도로 가열되기 때문에 개구리는 자기가 삶아지는 것도 모른 채 기분 좋게 잠을 자면서 죽어갑니다.

변화가 너무 느리기 때문에 개구리는 자기에게 위기가 닥쳐오고 있다는 것을 전혀 눈치 채지 못하고 서서히 죽어가는 것입니다.

이것을 '삶은 개구리 증후군(The boiled frog syndrome)'이라고 합니다.

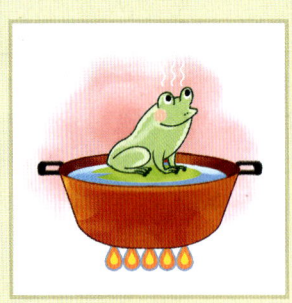

암에 걸렸다면 누구나 수술, 항암치료, 방사선치료를 받습니다. 그 모든 과정이 끝나면 암치료가 끝났다고 생각합니다. 그리고 최종 검사에서 암이 발견되지 않는다는 의사의 설명을 들으면 암이 드디어 완치되었다고 생각하고 샴페인을 터뜨리는

데, 이 일련의 과정들이 삶은 개구리 증후군과 별반 다를 바 없습니다.

암이란 몸 밖에서 암세포가 침범해온 것이 아니라 내 몸속의 정상세포가 어떤 원인에 의해 암이라는 잘못된 성질의 세포로 변형된 것입니다. 그걸 도려내고, 말리고, 태웠다고 만사 해결된 걸로 생각하면 너무나 큰 착각입니다.
왜 암이 생길 수밖에 없었던가에 대한 성찰이 필요합니다. 그래서 '암은 앎이다'라는 말이 있는 것입니다.

우리 몸은 조물주께서 아주 정교하게 만든 최고의 걸작품입니다. 아주 미미한 작용들이라도 제각각 이유가 있고, 다른 작용들과 연관이 있습니다. 따라서 아무리 사소한 증상일지라도 그 증상이 발생한 원인이 있을진대, 생사의 기로에 서게 하는 암이 찾아온 것은 큰 이유가 있을 것입니다.

먼저 암이 생기는 원인들 중 가장 중요한 것은 마음입니다. 즉, 스트레스입니다. 복잡한 현대를 살아가면서 스트레스를 피한다는 것은 거의 불가능합니다. 끊임없이 스트레스에 노출되지만, 너무 오랫동안 노출되다 보니 그것이 스트레스라고 의식하지 못하는 경우가 매우 많습니다. 그래서 우리의 의식은 스트레스를 자각하지 못하지만 몸속에서는 스트레스 호르몬이 계속적으로 과다 분비되어 신진대사를 교란하며, 결과적으로 여러 가지 질병을 초래합니다. 암도 그중의 하나입니다.

두 번째 이유는 잘못된 식습관입니다. 우리의 몸은 우리가 먹은 음식으로 만들어진다는 것은 초등학생도 아는 당연한 사실입니다. 그런데 우리는 우리 몸이 마치 슈퍼맨이나 되는 양 착각하고 있습니다. 아무리 나쁜 음식, 물, 공기를 넣어도 몸이 알아서 척척 잘 처리해줄 거라고 믿습니다.

물론 타고난 건강체질이거나 젊었을 때에는 신진대사가 원활해서 우리 몸속으로 쏟아져 들어오는 온갖 독소를 제대로 처리할 수 있습니다.

하지만 오랜 세월 거대한 독소에 시달리다보면 제아무리 슈퍼맨 체질을 타고났다고 하더라도 허물어질 수밖에 없습니다.

세 번째 이유는 운동 부족입니다. 운동을 통해 신진대사가 원활해지고 몸을 덥혀 체온을 올리고 그 결과 면역을 상승시켜준다는 것은 잘 알려져 있는 사실입니다. 땀이 배어 나오거나 맥박수가 20% 이상 증가되는 중강도 운동으로 매일 30분~1시간 정도 하는 것이 바람직합니다. 가벼운 운동은 별로 도움이 안 되며, 심한 운동은 오히려 건강을 해칠 수 있습니다.

마지막으로 수면 부족, 휴식 부족 등입니다. 우리 몸은 휴식을 취해야만 상처받은 세포를 치유하고 몸속 독소들을 밀어내기 위해 신진대사를 활성화시킬 수 있는데, 휴식을 제대로 취하지 않는다면 그 기회를 잃게 되는 것이니 점차 몸이 나빠질 것은 자명한 사실입니다.

앞에서 설명했듯 스트레스, 잘못된 식습관, 운동 부족, 수면 부족, 휴식 부족 등의 원인으로 우리 몸이 버티다 한계를 견

디지 못해 나타난 것이 바로 암입니다. 그럼에도 불구하고 수술, 항암치료, 방사선치료만 견디면 암이 완치될 걸로 착각하고 있습니다.

중요한 것은 암이 올 수밖에 없었던 우리 몸을 암이 생기지 않는 건강한 몸으로 바꾸는 것입니다.

물론 수술, 항암치료, 방사선치료 이 현대의학적 치료의 중요성을 간과하는 것은 아닙니다. 이 세 가지 치료는 암치료에 있어 가장 기본적인 치료법입니다. 이것들을 배제하고 오로지 대체의학만으로 치료하려는 환자들도 더러 만나는데, 현재까지의 모든 치료법을 통틀어 암의 치료 성적은 현대의학적인 치료법이 가장 뛰어나다는 것이 명확한 사실이므로, 이를 배제한 치료는 현명한 선택이 아닙니다.

필자가 강조하고 싶은 것은 현대의학적 치료만으로 암이 완전히 박멸되고 건강을 회복할 것이라는 어리석은 믿음을 깨우쳐 주고자 하는 것입니다.

수술, 항암치료, 방사선치료는 기본적으로 수행해야 하지만, 치료 과정과 이후에 반드시 몸을 바로잡는 노력을 해야 합니다. 또한 스트레스 관리, 올바른 식습관, 규칙적인 운동, 충분한 휴식과 수면 등을 통해 몸을 조금씩 바로잡아야 합니다. 그래야만 현대의학적인 치료의 부작용을 경감시킬 수 있고, 완치를 앞당길 수 있습니다.

이 올바른 생활습관은 평생토록 유지해야 합니다. 워낙 우리가 나쁜 식습관과 생활습관을 오랫동안 해온 탓에 처음에는 좋은 식사와 생활습관이 오히려 어색하고 불편하겠지만, 몇 달만 지나면 몸도 건강해지고 올바른 생활습관이 익숙해질 것입니다. 그럼으로써 나쁜 식습관과 생활습관이 이제는 불편하게 될 것이며, 이것이야말로 진정한 완치의 지름길임을 강조하고 싶습니다.

고기와 생선, 패스트푸드를 먹고 싶던 입맛이 싱싱하고 풋풋한 과일과 채소를 좋아하는 식성으로 바뀌고, 운동을 하지 않으면 몸이 근질거릴 것입니다. 또한 올바른 자세, 적절한 휴식과 수면 등이 내 체질에 맞는 것으로 느껴지고, 무엇보다도 욕심이 없고 평화로운 마음이 자연스러워질 것입니다. 아등바등 살았던 과거가 덧없던 생활이었다는 깨달음을 얻게 될 것입니다.

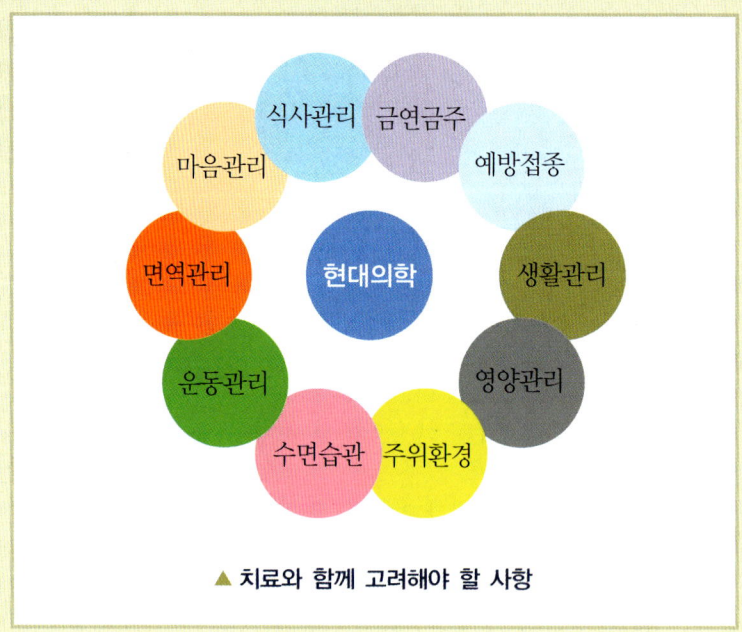

▲ 치료와 함께 고려해야 할 사항

'삶은 개구리 증후군'은 다른 말로 '비전 상실 증후군'이라고도 합니다. 목표의식이 없고 현실에 안주하며, 자기의 문제점을 오히려 합리화시켜버린 사람들을 일컫습니다.

그런데 우리 암환자들 중 삶은 개구리 증후군에 빠진 사람들을 드물지 않게 봅니다. 그들은 '어차피 암이란 게 완치 안 되잖아', '현대의학적 치료 이외의 다른 방법들을 시도하려니 돈도 많이 들고 건강보험 적용도 안 되고 하니 다른 거 신경 쓸 여유가 어디 있나?' 하는 식으로 몸을 바로잡을 기회를 철저히 외면한 채, 무기력하게 병원만 왔다 갔다 합니다. 그러면서 현대의학적 치료에 온몸을 던지고 이 치료들만 끝나면 암도 완치될 것이며, 내 고생도 끝날 것이라는 믿음을 갖고 있는 것입니다.

현대의학적 치료가 중요한 것은 두말할 필요 없지만, 근본적으로 '암 체질'을 '건강 체질'로 바꾸는 것이 더욱 중요하다는 것을 강조하고 싶습니다.

2016년 5월
김진목

차례

머리말 · 4

제1장 항암치료와 자기관리

1. 통합 암치료란 무엇인가요? · 15
2. 항암치료의 부작용 · 19
3. 표적치료제 · 23
4. 항호르몬치료 · 26
5. 암환자의 생활관리 · 29
6. 항암치료 중 영양관리 · 33
7. 항암치료 중 운동관리 · 40
8. 항암치료 중 마음관리 · 42

제2장 통합 암치료

1. 고주파온열치료 · 47
2. 면역세포치료 · 54
3. 자닥신(해리) 주사 · 57
4. 미슬토 주사 · 60
5. 셀레나제 · 64
6. 비타민C · 68
7. 비타민D · 72
8. 글루타치온 주사 · 76
9. 마이어스칵테일 주사 · 79
10. 아미노산 수액제 · 82
11. 킬레이션 주사 · 84

제3장 치료 외 사항들
  1. 건강보조식품 · 89
  2. 풍욕 · 94
  3. 족욕 · 98
  4. 암환자의 보험 · 101
  5. 모발미네랄 검사 · 104
  6. NK세포활성도 검사 · 107

부록 니시의학 6대운동
  1. 평상 · 113
  2. 경침 · 113
  3. 붕어운동 · 114
  4. 모관운동 · 115
  5. 합장합척운동 · 116
  6. 배복운동 · 117

통합 암치료 쉽게 이해하기

제1장 항암치료와 자기관리

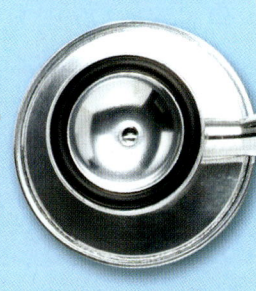

1. 통합 암치료란 무엇인가요?
2. 항암치료의 부작용
3. 표적치료제
4. 항호르몬치료
5. 암환자의 생활관리
6. 항암치료 중 영양관리
7. 항암치료 중 운동관리
8. 항암치료 중 마음관리

1. 통합 암치료란 무엇인가요?

통합 암치료란 무엇인가요?

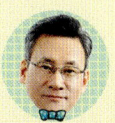

통합 암치료는 수술, 항암치료, 방사선치료의 부작용은 줄이고, 환자의 면역력을 높이는 치료입니다.

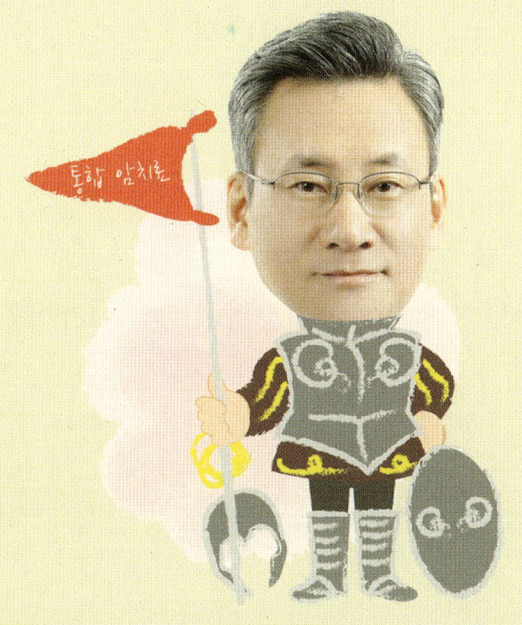

 선생님, 요즘 항암치료 받느라 몸이
너무 안 좋아요. 무슨 방법이 없을까요?

오랜 세월 당연한 것으로 믿어왔던 항암치료의 부작용을 살살 어루만져 달래고 면역은 쭉쭉 높이는 통합 암치료가 있습니다.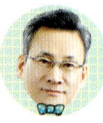

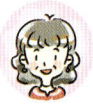 대학병원에서는 왜
통합 암치료를 하지 않을까요?

대학병원 의사들은 기세등등한 현대의학주의자들이기 때문에 현대의학 이외에는 어떤 것도 의학으로 인정하지 않는 안하무인 고집불통들입니다. 한때는 저도 그들 중의 일원이었지만 이젠 우물 밖으로 나와서 넓은 세상을 보게 되었습니다.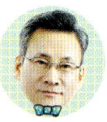

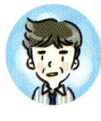 통합 암치료의 특징은
무엇입니까?

통합의학의 목표는 현대의학적 치료의 부작용을 줄이고, 치료 효과는 높이는 것입니다. 수술이나 항암치료로 인한 부작용은 확 줄이고, 환자의 면역력을 쭉쭉 높여 감동 드라마를 연출합니다.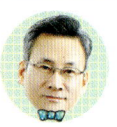

 통합 암치료에는
어떤 것들이 있나요?

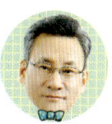
여러분들이 통합의학 병원에서 받으시는 모든 요법들이 통합 암치료입니다. 면역증강 주사제, 고주파온열치료, 면역세포치료, 심신의학, 자연의학, 영양의학, 기능의학, 올바른 먹거리와 적절한 운동 프로그램 등입니다.

 대학병원 치료 원칙을 잘 따르는 것이
중요하지 않을까요?

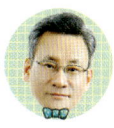
대학병원을 철석같이 믿고 따를 경우에 암이 완치될 확률은 50% 정도입니다. 암과 무조건 죽기 살기로 맞장 뜨는 것은 현명하지 못합니다. 암은 꼬리가 아흔아홉 개 달린 구미호 같은 녀석이기 때문입니다. 강력한 미사일을 발사하는 것도 필요하지만 때로는 흥분을 가라앉히고 차분히 재정비하는 것도 중요합니다.

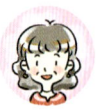
혹시 외국에서도 통합 암치료를
시술하고 있나요?

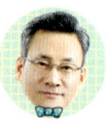
외국에서는 오래전부터 통합 암치료를 시행하고 있습니다. 특히 독일과 스위스 등 유럽에서는 '통합 암치료'가 정착되었습니다.

그럼 우리나라에서는 통합 암치료를
어느 정도 시행하고 있나요?

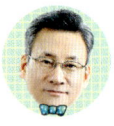
여섯 군데 대학병원에 통합의학센터가 있지만 우리나라의 통합의학은 이제 겨우 걸음마를 뗀 정도입니다.

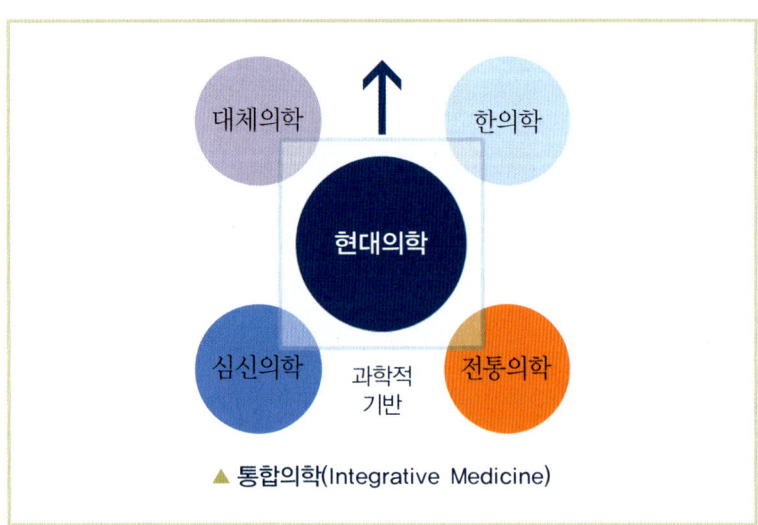
▲ 통합의학(Integrative Medicine)

2. 항암치료의 부작용

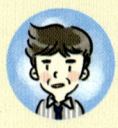 항암치료의 부작용은 어떤 것이 있나요?

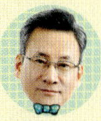 구토, 몸살, 피로나 무기력 등이 나타납니다. 또한 설사나 변비, 탈모도 흔한 부작용이지요.

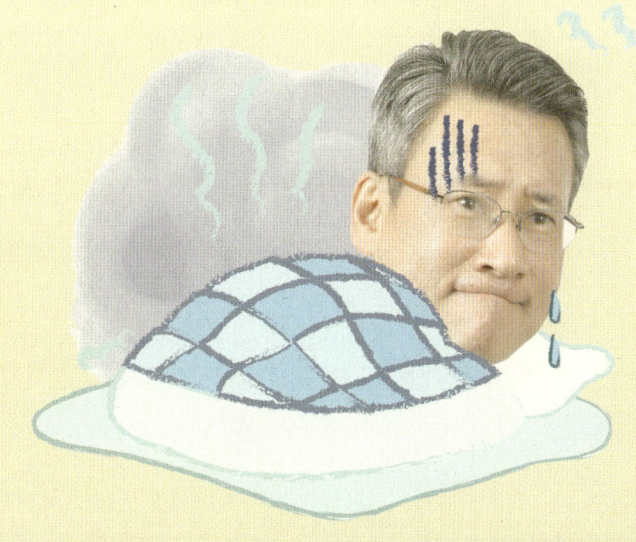

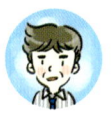
항암치료에 따른 부작용을
없앨 방법은 없나요?

항암제는 빨리 자라는 세포를 죽이는 특성이 있는데, 우리 몸속에도 빨리 자라는 세포들이 많이 있어요. 이들도 공격을 받기 때문에 부작용을 피하기 어렵습니다.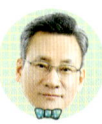

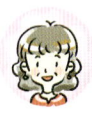
항암치료의 부작용을 경험해보니 이런 고통을 어떻게 계속 참을 수 있을까 하는 걱정이 앞서서 항암치료를 포기하고 싶네요.

항암치료의 부작용은 오래 지속되지는 않습니다. 울렁거리는 오심, 구토, 피로 등의 증상은 대개 일주일 이내에 좋아집니다.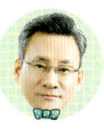

항암치료의 부작용 중 가장 큰 문제가 면역저하라고 들었어요. 면역저하에 대해 설명해주세요.

항암치료를 받은 뒤 일주일쯤 되면 백혈구 수치가 떨어지고 2~3주에 회복됩니다. 백혈구 중에서 호중구 수치가 세균에 대항하는 면역의 척도가 되기 때문에 호중구 수를 검사해서 1,000보다 적으면 면역저하로 보고 치료가 필요합니다.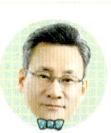

 면역을 올리는 데
어떤 음식이 좋을까요?

면역과 백혈구는 다릅니다. 면역을 올리는 식품은 마늘, 버섯, 인삼, 브로콜리, 양배추, 토마토 등등 많지만, 항암치료의 부작용으로 떨어진 백혈구 수치를 올리는 특별한 음식은 없습니다.

다만 백혈구를 구성하는 단백질의 보충을 위해서 고기나 생선을 잘 챙겨먹으라고 주치의가 설명했겠지만, 고기나 생선에 포함된 화학물질이나 중금속, 호르몬 등의 나쁜 영향도 고려해야 합니다. 따라서 일부러 많이 먹을 필요는 없고, 평소대로 드시면 됩니다.

백혈구를 올리는 방법은 골수자극 주사뿐이지만, 황기가 백혈구 회복에 도움을 주는 것으로 밝혀져 있으므로 황기를 드시는 것은 괜찮으나 그 외 특별히 챙겨먹어야 할 음식은 없습니다.

 면역이 떨어졌을 때의
증상은 어떤가요?

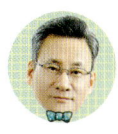

면역이 떨어져도 특별한 증상이 안 나타나는 경우가 대부분이지만 열이 나면 감염이 의심되므로 적극적인 치료가 필요합니다.

 항암치료에 따른 일반적인 부작용에 대해 설명 부탁드립니다.

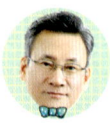 가장 흔한 증상으로 구역과 구토가 있고, 여기저기 쑤시는 몸살, 피로나 무기력이 2~5일 사이에 나타나는데 '그런가 보다' 하며 참고 기다려도 되지만, 빨리 벗어나고 싶을 때에는 '벌떡 주사(마이어스칵테일 주사)' 등의 치료를 받으면 됩니다.

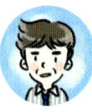 그 외에 어떤 증상들이 있나요?

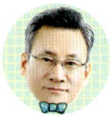 설사나 변비, 구강점막이 해어지고, 탈모도 흔한 부작용입니다. 그리고 간 손상이 있는데, 대부분의 항암제는 간독성이 있어서 간 수치가 상승할 수 있습니다.

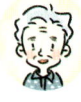 항암치료를 계속하는 경우는 어떤 경우인가요?

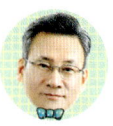 보통 항암치료는 수술이나 방사선치료의 보조요법이며 완치를 목적으로 하기 때문에 매우 강하게 하며 횟수가 정해져 있지만, 4기 암의 치료 목적은 증상 완화 또는 삶의 질 향상이기 때문에 약이 듣지 않을 때까지 계속적으로 반복 투여합니다.

3. 표적치료제

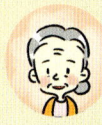 표적치료가 효과가 있나요?

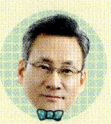 암세포를 선택적으로 골라내어 공격하기 때문에 항암제가 듣지 않는 환자들에게도 도움이 됩니다.

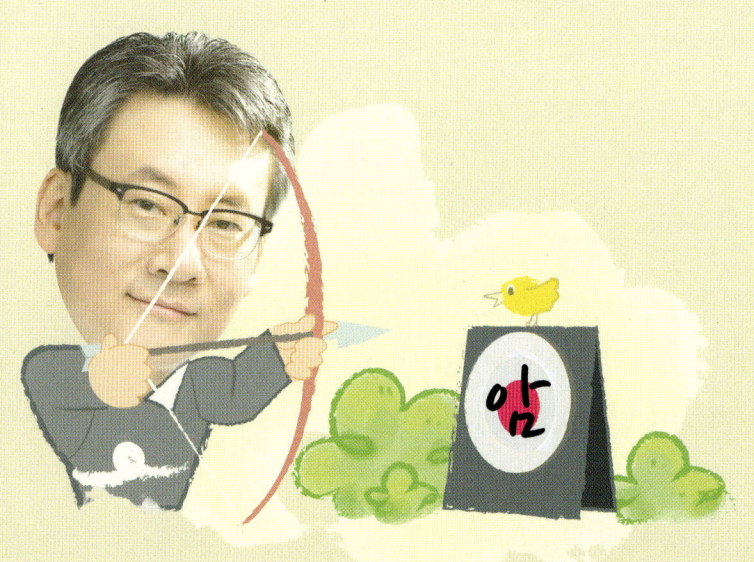

 요즘엔 부작용이 없는 항암치료제도 있다면서요?

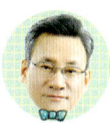 표적치료를 말씀하시는군요. 표적치료는 목표물을 정확하게 찾아가서 타격하는 스커드미사일처럼 암세포를 선택적으로 공격합니다.

 표적치료제는 어떤 것이 있나요?

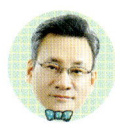 요즘 유방암에 많이 쓰이는 허셉틴, 대장암의 얼비툭스, 폐암의 이레사와 타세바, 최초로 개발된 만성골수성백혈병 치료제 글리벡 등입니다.

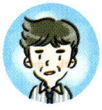 표적치료의 부작용은 어떤 것이 있나요?

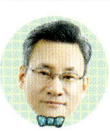 암세포는 하늘에서 뚝 떨어진 것이 아니라 정상세포가 이성을 잃고 돌변한 것이므로, 암세포를 암살하는 전문킬러 조차도 정상세포를 분간하지 못 하기 때문에 정상세포가 희생양이 되기도 합니다. 표적치료제의 부작용은 옆의 도표와 같습니다.

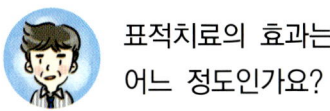

표적치료의 효과는 어느 정도인가요?

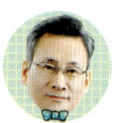

일반 항암제에는 끄떡도 안 하던 암이 표적치료에는 맥을 못 추는 경우도 있습니다. 예를 들어 항암제에 듣지 않는 폐암 3기나 4기 환자가 이레사나 타세바의 복용으로 드라마틱한 호전을 경험하기도 합니다.

약명	성분	바이오마커	적응증	부작용
얼비툭스	Cetuximab	EGFR, KRAS	대장암	피부발진
허셉틴	Trastuzumab	HER2/Neu	유방암, 위암	심장기능 저하
이레사	Gefitinib	EGFR	비소세포폐암	설사
아바스틴	Bevacizumab	VEGF	비소세포폐암, 대장암	고혈압
스프라이셀	Dasatinib	Ph	ALL, CML	흉막삼출액
타세바	Erlotinib	EGFR	비소세포폐암	피부발진
타시그나	Nilotinib	Ph	CML	간기능 저하
타이커브	Lapatinib	HER2	유방암	설사
퍼제타	Pertuzumab	HER2/Neu	유방암	좌심실 기능 부전

▲ 표적치료제의 부작용

4. 항호르몬치료

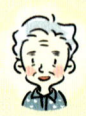 항호르몬치료가 뭔가요?

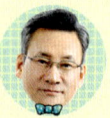 쉽게 말해 호르몬을 차단하는 치료입니다. 암치료에 나쁜 영향을 미치는 호르몬을 차단하는 것이지요.

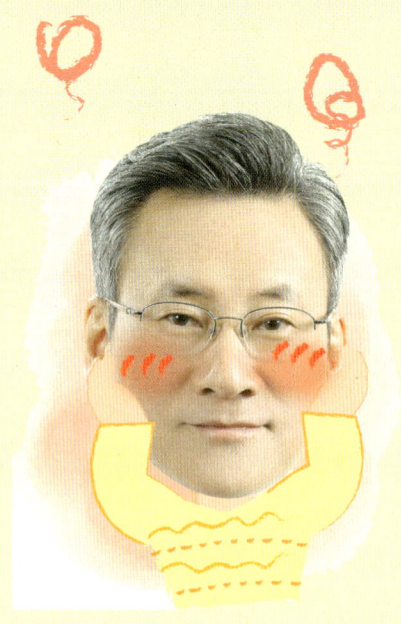

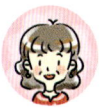 선생님. 저는 앞으로 5년 동안 항암제를 먹으라고 하는데, 그렇게 오래 먹어도 괜찮은가요?

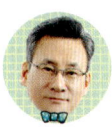 5년간 먹으라는 것은 항암제가 아니라 항호르몬제입니다. 유방암이나 난소암, 남자의 전립선암 등은 호르몬의 영향이 있기 때문에 호르몬을 차단하는 치료를 하는데, 그것을 '항호르몬치료'라고 합니다.

 어떤 경우에 항호르몬치료를 합니까?

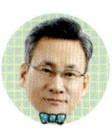 유방암의 경우 수술로 떼어낸 암을 조직 검사를 하는데, 이때 여성호르몬 수용체가 있는지 없는지를 알아내기 위해 면역 검사도 같이 합니다. 수용체가 있는 경우 항호르몬치료를 해서 재발률을 크게 떨어뜨릴 수 있습니다.

 호르몬을 차단하면 어떤 부작용이 오나요?

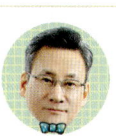 여성호르몬을 차단하면 단번에 폐경이 옵니다. 항암치료 중 폐경이 되는 경우가 흔한데, 월경이 지속되던 사람도 항호르몬제를 복용하면 모두 폐경이 오고, 심각한 갱년기장애 증상을 경험하게 됩니다.

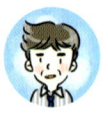
갱년기장애 증상은
어떤 증상들이 있나요?

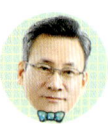
얼굴이 화끈 달아오르거나, 갑자기 살이 찌거나, 골다공증, 심혈관질환, 우울증, 감정의 변화 등을 겪게 됩니다. 호르몬에 의해서 조화롭게 작동하던 모든 기능들이 삐거덕거리며 불협화음이 일기 시작하므로 온갖 불편한 증상들이 나타납니다.

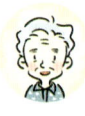
이런 부작용을
치료할 수는 없나요?

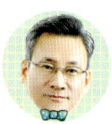
말끔히 없애기는 어렵지만 이런 증상을 개선시키는 방법은 많이 있습니다. 호르몬이 아닌 성분으로 증상을 줄여주는 약도 있고 식품들도 있으므로 적극적으로 활용해서 증상을 최소화시킬 수 있습니다.

5. 암환자의 생활관리

 암환자는 일상생활을 어떻게 하면 좋을까요?

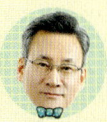 건강한 음식을 먹고, 면역력을 높이기 위한 올바른 생활습관이 중요합니다.

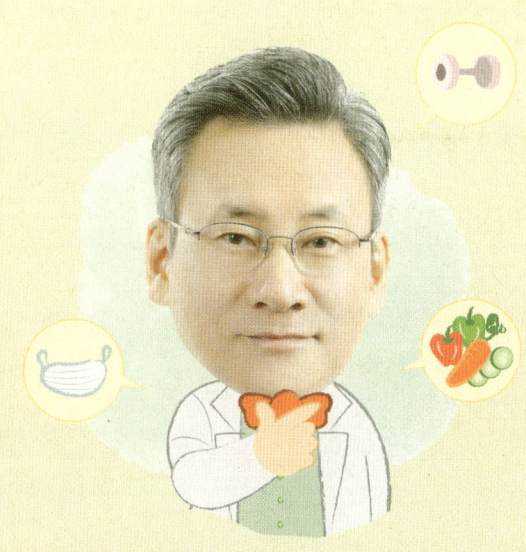

항암치료 중 생활관리를 어떻게 해야 하나요?

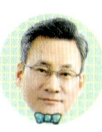
항암치료 중 주의해야 할 것은 면역저하입니다. 항암제 투여 후 1주경에 백혈구가 감소하기 시작해서 2~3주에 걸쳐 서서히 회복되기 때문에 이 기간 동안은 면역상태가 바닥이라는 것을 항상 염두에 두고 생활해야 합니다.

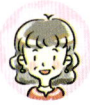
감염을 피하기 위해서는 어떻게 주의해야 하나요?

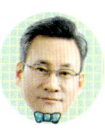
세균, 바이러스, 기생충, 화학물질 등 모든 상황에 대해 경계경보를 울려야 합니다. 날것은 먹지 말아야 하며, 과일도 껍질을 벗길 수 없는 것은 먹지 말아야 합니다. 외출 시 마스크를 끼고, 사람이 많은 곳은 피해야 하며 외출 후에는 반드시 손을 철저히 씻어야 합니다.

38℃ 이상 열이 나면 즉시 응급실로 오라고 하던데요?

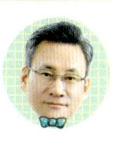
맞습니다. 면역저하로 감염이 되면 열이 나며 즉각적인 치료를 해주지 않으면 위험할 수도 있기 때문에 응급실로 오라는 것입니다.

 그 외 어떤 점을
주의해야 합니까?

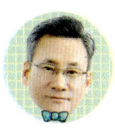
감염 예방 외에도 주의해야 할 사항은 매우 많은데 화장품에 대해 꼭 설명하고 싶습니다. 비누, 샴푸, 치약, 화장품에는 화학성분이 많이 함유되어 있으며, 특히 색조화장품은 대부분 중금속이나 화학성분을 많이 포함하고 있기 때문에 피부를 통해서 흡수되고 결국 면역을 떨어뜨립니다. 천연성분으로 된 제품을 구할 수 없다면 아예 사용하지 않는 것이 바람직합니다.

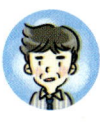 부부관계는
어떻게 해야 하나요?

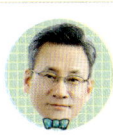
좋은 질문입니다. 암환자나 배우자는 서로를 배려하는 마음에서 성관계를 회피하는 경우가 많습니다. 그러나 성관계는 엔도르핀 분비를 촉진하고 혈액순환을 촉진하며 근육운동을 도와주기 때문에 암의 치유와 회복에 긍정적인 효과를 줍니다.

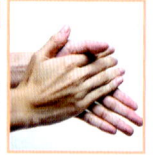
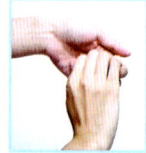

1. 손바닥과 손바닥을 마주 대고 문질러 줍니다.
2. 손가락을 마주 잡고 문질러 줍니다.

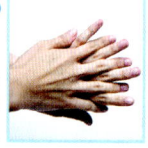
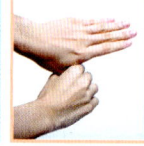

3. 손등과 손바닥을 마주 대고 문질러 줍니다.
4. 엄지 손가락을 다른 편 손바닥으로 돌려주면서 문질러 줍니다.

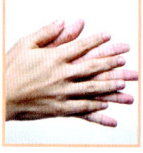
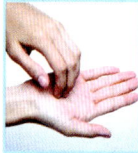

5. 손바닥을 마주 대고 손깍지를 끼고 문질러 줍니다.
6. 손가락을 반대편 손바닥에 놓고 문지르며 손톱 밑을 깨끗하게 합니다.

▲ **올바른 손 씻기 요령** (※ 출처 : 보건복지부)

6. 항암치료 중 영양관리

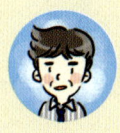 항암치료 기간은 어떻게 먹는 것이 좋을까요?

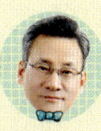 영양의 균형이 중요하므로 모든 음식을 골고루 먹는 것이 좋습니다.

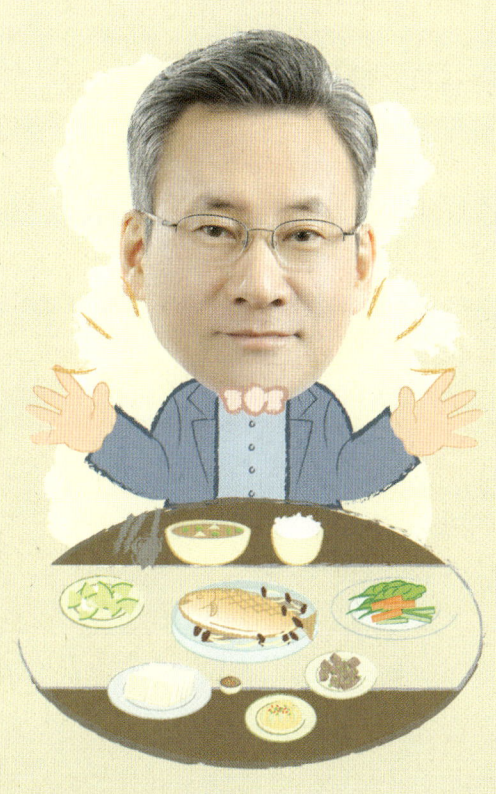

 항암치료 기간에 피해야 할 음식이 있나요?

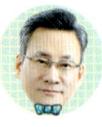 암환자들이 가장 궁금해 하는 것이 바로 먹거리입니다. 결론부터 말하면 '바로 이거다!' 하는 식품은 없으며, 가능하면 모든 음식을 골고루 섭취하셔야 됩니다.

 대학병원에서는 고기나 생선 등 동물성 식품을 많이 섭취해야 한다던데요?

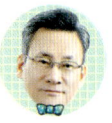 단백질 섭취 때문에 그렇습니다. 하지만 단백질은 현미와 콩 등 식물성 식품에도 많이 함유되어 있습니다. 따라서 화학물질이나 항생제, 호르몬 등에 오염되어 있을 확률이 높은 동물성식품을 일부러 많이 섭취할 필요는 없고, 평소의 식사패턴을 유지하면 됩니다.

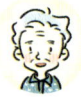 영양섭취를 많이 한다는 것은 무엇이든 많이 먹으라는 뜻인가요?

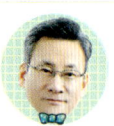 영양소는 탄수화물, 단백질, 지방의 3대 영양소 외에 비타민, 무기질, 식물영양소가 있습니다. 3대 영양소는 에너지를 만들어내므로 충분히 섭취해야 하지만, 더욱 중요한 것은 비타민, 무기질, 식물영양소입니다. 이 미량영양소는 채소, 과일, 해조류에 많기 때문에 이들 식품들을 골고루 많이 섭취해야 합니다.

 그런데 채소를 많이 먹으면 섬유질이 영양소 섭취를 방해한다면서요?

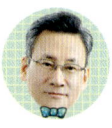 맞습니다. 섬유질 속의 피틴산은 무기질의 흡수를 방해하기 때문에 채식주의자들은 무기질이 부족한 경우가 많습니다. 하지만 채소는 무기질의 흡수를 촉진하는 비타민C도 같이 함유하고 있기 때문에 여러 채소를 골고루 섭취하면 좋습니다. 또한 자연식품을 먹는 것이 좋지만, 모든 식품을 골고루 먹는 것은 불가능하기 때문에 건강보조식품을 활용하는 것도 바람직합니다.

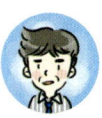 포도당이 암세포를 성장시키기 때문에 탄수화물 식품을 먹지 말라는 말이 있던데 사실인가요?

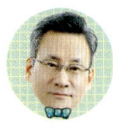 암세포는 포도당과 글루타민만을 먹고 자랍니다. 그렇기 때문에 탄수화물 섭취를 최소로 하고 지방을 늘리는 케톤식이요법이 암치료의 방법으로 활용되기도 합니다. 그러나 탄수화물 식품은 분해되어 포도당으로 바뀌고 에너지를 만들어내기 때문에 아예 먹지 않을 수는 없습니다. 한편 암세포는 성장이 매우 빨라서 우리가 섭취하는 포도당의 대부분을 암세포가 먼저 빼앗아 갑니다. 따라서 포도당이 많은 음식은 암세포를 키우는 결과를 초래할 수 있으므로 포도당으로 분해되는 속도가 느린 복합탄수화물의 형태로 섭취하는 것이 바람직합니다.

 **복합탄수화물이 뭔가요?**

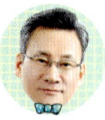

흰밥, 빵, 떡, 국수, 과자처럼 섭취 후 혈당을 바로 상승시키는 것을 단순 탄수화물이라고 하며, 현미, 통밀, 고구마처럼 서서히 상승시키는 음식을 복합탄수화물이라고 합니다.

 **암치료에 도움이 되는 식품들은 어떤 것들이 있나요?**

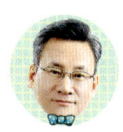

마늘, 브로콜리, 토마토, 양배추, 케일, 블루베리, 녹차 등 셀 수 없이 많은데, 일일이 챙기는 것은 복잡하니 '빨주노초파남보' 같은 다양한 색상의 채소와 과일, 해조류, 견과류, 현미밥 등을 드시면 됩니다.

현미밥은 비타민, 무기질, 식물영양소가 풍부하며, 섬유질 또한 풍부하게 함유되어 있습니다만 한 숟가락을 입에 넣고 50번 이상 씹지 않으면 소용이 없습니다. 반찬이나 국을 동시에 먹으면 안 되고 현미밥만 한 숟가락 넣고 천천히, 꼭꼭 씹어야 합니다.

또한 채소를 많이 섭취하기 위해서는 면역주스나 채소주스를 활용해도 좋습니다.

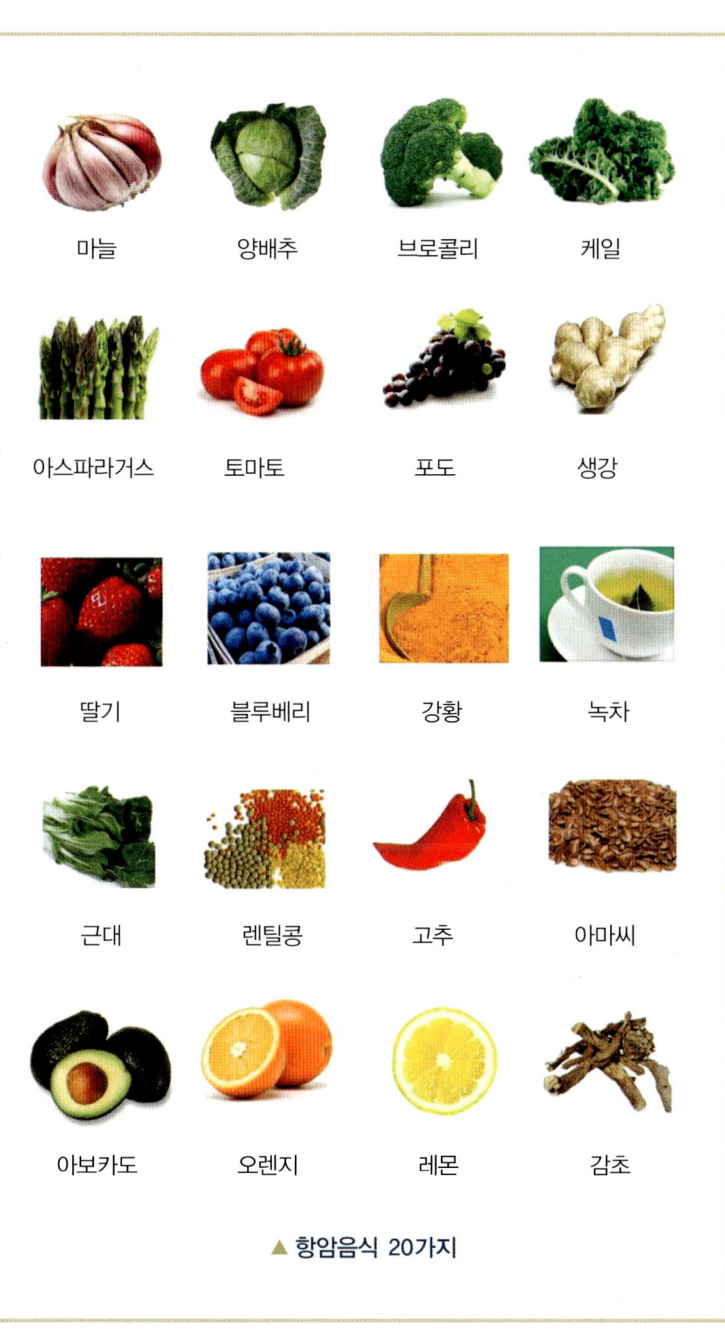

▲ 항암음식 20가지

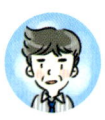 글루타민을 줄이기 위해서는
어떻게 해야 하나요?

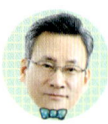
글루타민은 암세포의 먹이이기도 하지만 정상세포의 성장과 분화에 필요하며, 특히 뇌의 생리 활동에 필수적이기 때문에 섭취하지 않을 수는 없습니다. 단백질에는 아미노산이 23가지가 있고, 그중 음식으로 섭취해야만 하는 필수아미노산이 8~10종이 있지만, 글루타민은 우리 몸에서 생산해내기 때문에 임의로 줄이는 것은 불가능합니다.

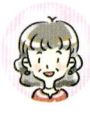 면역주스는 무엇인가요?

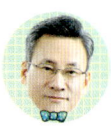
브로콜리, 양배추, 토마토, 당근, 샐러리, 파프리카 등의 채소와 사과, 바나나를 비롯한 제철 과일들과 견과류를 함께 갈아서 먹는 주스입니다.

 먹지 말아야 할 식품은 어떤 것이 있나요?

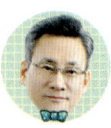 미국암협회에서 암을 잘 초래하는 식품 다섯 가지를 발표했는데, 감자튀김, 탄산음료, 도넛, 핫도그, 탄 고기입니다.

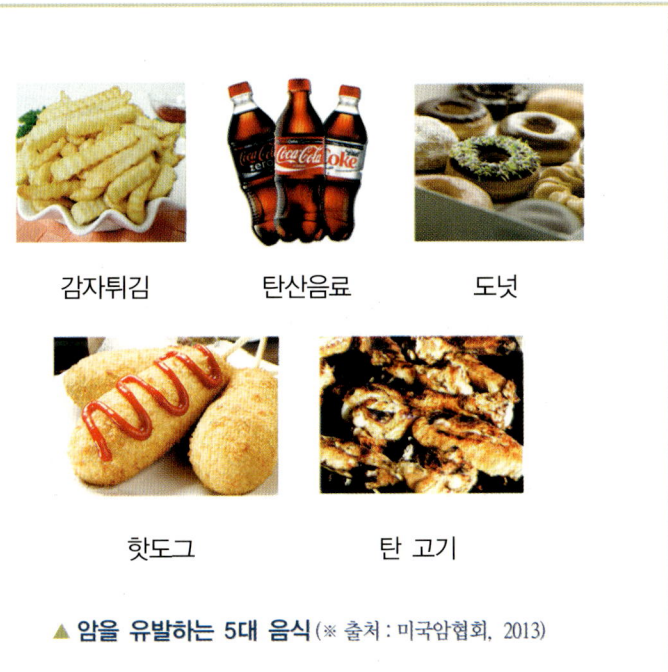

▲ **암을 유발하는 5대 음식** (※ 출처 : 미국암협회, 2013)

7. 항암치료 중 운동관리

 항암치료 기간에 운동을 어떻게 하면 좋을까요?

몸 상태에 따라 조절하되 절대로 무리하면 안 됩니다.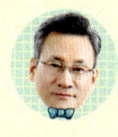

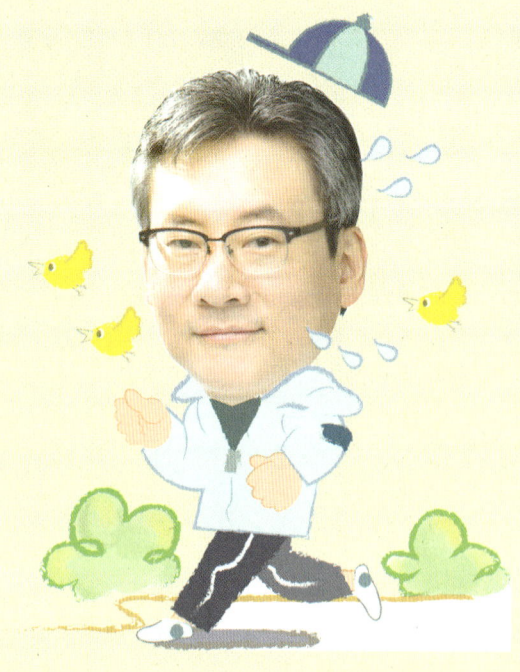

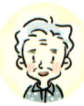 **항암치료 중 운동은 어떻게 해야 하나요?**

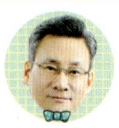
죽기 살기로 운동에 매달리는 것은 역효과이며 몸 상태에 맞춰서 적절하게 해야 합니다.

 **왜 운동을 해야 하나요?**

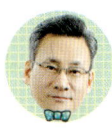
운동은 암환자들의 신체기능을 향상시킬 수 있고, 피로를 개선하며, 삶의 질 측면에도 좋은 영향을 미치기 때문입니다.

 **어떤 운동을 얼마나 해야 하나요?**

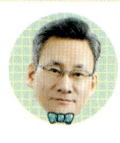
본인의 몸 상태에 맞춰야 하며, 절대로 무리해서는 안 됩니다. 조급한 마음에 무리하다가는 오히려 건강을 해칠 수 있습니다.

 **일반적으로 어떤 운동이 좋나요?**

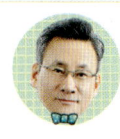
실내에서 하는 사이클이나 러닝머신 등은 컨디션 조절이 쉽지만, 외부에서의 운동은 의욕만 앞세우다가 낭패를 보는 경우도 있습니다.

8. 항암치료 중 마음관리

 암 투병할 땐 마음도 참 힘든데요. 어떻게 마음을 다스리면 좋을까요?

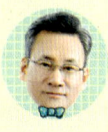 암의 원인 중에 스트레스가 참 큽니다. 전문가의 도움을 받는 것이 필요합니다.

 암 투병에 있어 마음관리가 중요하다고 하는데, 어떻게 해야 하나요?

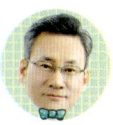

'암은 앎이다'라는 말이 있듯이 암이 올 수밖에 없었던 원인을 찾아야 하는데, 대부분의 암환자는 스트레스가 큰 원인이기 때문에 마음관리가 매우 중요합니다.

 그렇다면 마음관리를 어떻게 해야 하나요?

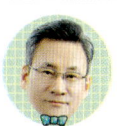

마음관리는 매우 어렵습니다. 저는 암환자들에게 "마음관리는 스스로의 힘으로는 불가능하기 때문에 전문가의 도움을 반드시 받아야 한다"라고 강조합니다. 오랜 습관도 바꾸기 어려운데, 마음은 태어날 때부터 형성되어 왔기 때문에 습관 바꾸기보다 훨씬 더 어려우므로 거의 불가능에 가깝다고 할 수 있습니다.

 웃음치료나 예술치료 등도 도움이 된다고 하던데요?

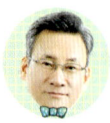
마음을 관리하여 육체의 질병을 치료하는 분야를 '심신의학'이라고 하며, 여기에는 예술치료, 웃음치료, 명상, 태극권, 이완요법 등이 포함됩니다. 특히 웃음은 직접적으로 면역을 상승시키는 간단한 방법이므로 자주 웃는 것이 중요합니다.

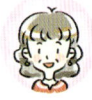 몸이 괴로운데 어떻게 웃으라는 건가요?

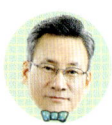
우리의 뇌는 진짜와 가짜를 구분하지 못한다고 합니다. 그래서 진짜로 웃든 가짜로 웃든 우리의 뇌는 즐거운 상황이라고 인식하여 '엔도르핀'이라는 면역향상물질을 분비합니다. 몸이 괴롭고 기분이 나쁘더라도 억지로라도 웃으면 면역증진에 도움이 된다는 것이 바로 웃음치료의 원리입니다.

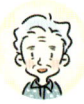 이완요법은 무엇인가요?

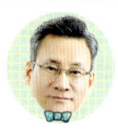
말 그대로 근육, 신경, 심혈관계 등의 긴장상태를 풀어줌으로써 각종 심신증상을 해소하는 방법입니다.

제2장
통합 암치료

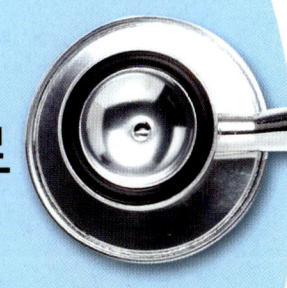

1. 고주파온열치료
2. 면역세포치료
3. 자닥신(해리) 주사
4. 미슬토 주사
5. 셀레나제
6. 비타민C
7. 비타민D
8. 글루타치온 주사
9. 마이어스칵테일 주사
10. 아미노산 수액제
11. 킬레이션 주사

1. 고주파온열치료

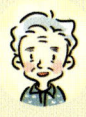

고주파온열치료는 처음 듣는데요. 효과가 좋은가요?

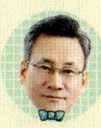

혈액암을 제외한 모든 암에 효과적인 치료법입니다. 암세포를 선택적으로 골라서 파괴하기 때문에 안전한 치료법이기도 합니다.

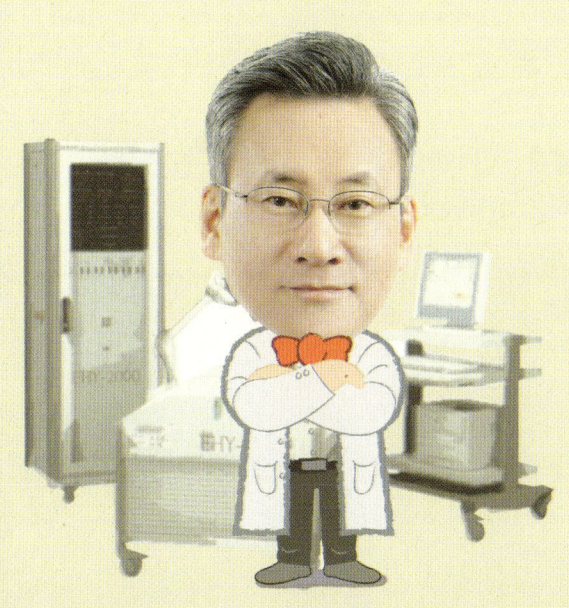

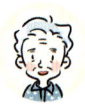
선생님.
고주파온열치료가 무엇인가요?

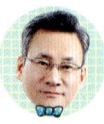
고주파로 몸속 깊숙이 열을 전달하여 정상 조직의 손상 없이 암세포만 파괴할 수 있는 치료법입니다.

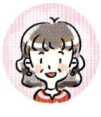
시술 받으면 뜨겁지 않나요?

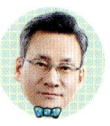
뜨겁지는 않지만 찜질방을 다녀온 것처럼 땀이 나고 나른할 수는 있습니다.

고주파온열치료는
모든 암에 유효한가요?

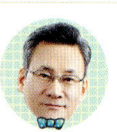
백혈병, 림프암 등 혈액암을 제외한 모든 암에 효과적입니다. 특히 수술하기 어려운 깊숙이 자리 잡은 암이나 방사선치료에 듣지 않는 육종(근육이나 결합조직, 뼈, 연골, 혈관 등에 생기는 악성 종양) 등에도 효과적입니다.

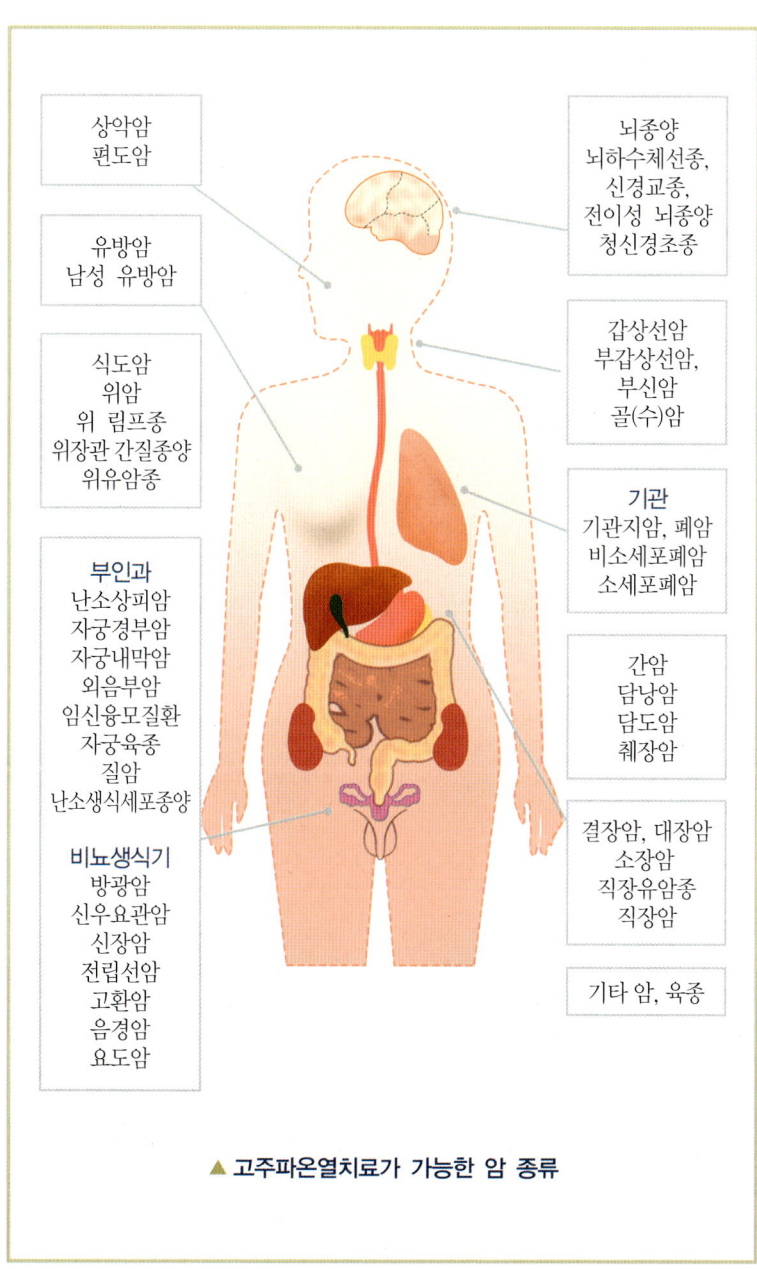

▲ 고주파온열치료가 가능한 암 종류

 그렇게 효과가 좋다면
왜 대학병원에서 시술하지 않는 거죠?

고주파온열치료를 시행하는 대학병원이 증가하고 있지만, 아직 보편화되지는 않았습니다.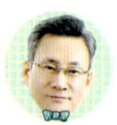

 고주파온열치료를 얼마나 시술받아야
효과가 있나요?

많이 받을수록 효과가 좋습니다. 왜냐하면 고주파에 의한 암세포의 파괴 효과가 서서히 나타나기 때문입니다. 모 대학교병원에서 연구한 바에 따르면 26회 정도일 때 최고 효과가 나타나기 때문에 최하 26회 이상 시술받을 것을 권유합니다.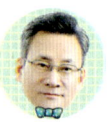

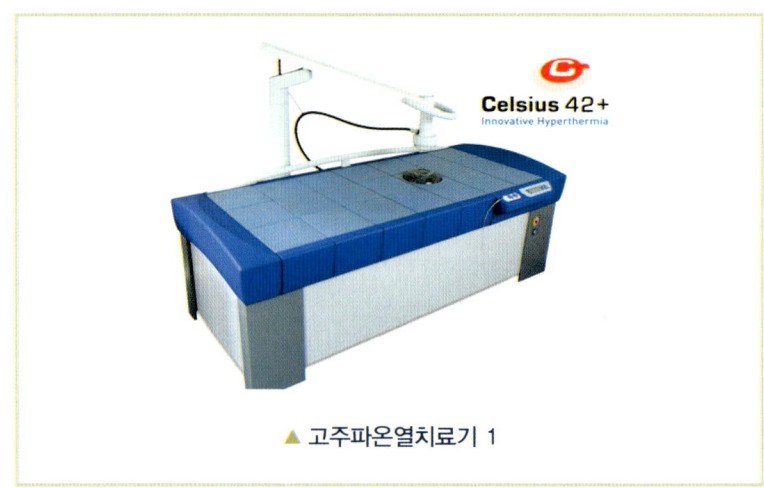

▲ 고주파온열치료기 1

 그런데요. 선생님. 우리가 찜질방이나 한증막에 가보면 처음에는 열에 매우 민감하지만 나중에는 높은 온도에서도 잘 견디게 되잖아요. 그렇다면 온열치료에 대해 암세포도 저항성을 가지지는 않을까요?

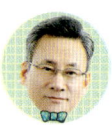 참 좋은 질문입니다. 그것을 열 내성(Heat Tolerance)이라고 하며, 이것은 열충격단백질(Heat Shock Protein, HSP)의 생성 때문입니다. 고열에 노출되면 열에 대항하는 단백질이 만들어지기 때문에 열에 내성이 생기는 것입니다. 이러한 HSP의 생성을 막기 위해 최소 24시간의 간격을 두고 시술하는 것을 원칙으로 합니다.

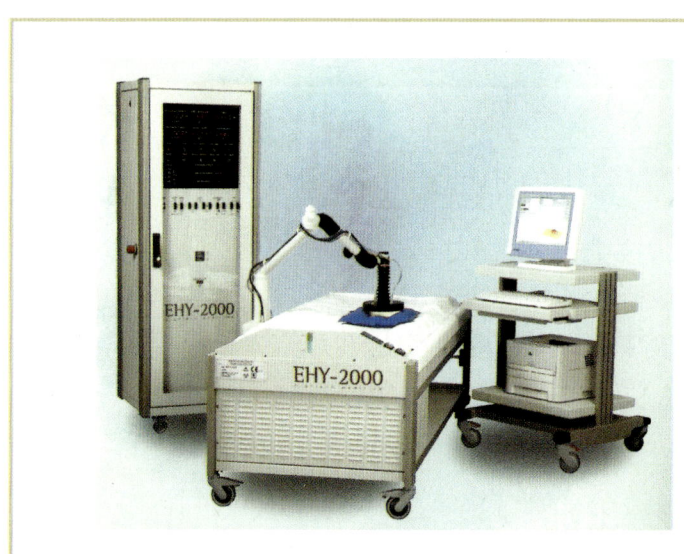
▲ 고주파온열치료기 2

 어떤 병원에서는 매일 하기도 한다던데요?

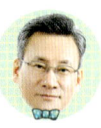 4기 암환자의 경우 암 병소가 여러 곳에 있어서 여러 부위를 격일제로 하다보면 매일 시술하기도 합니다.

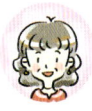 고주파온열치료가 보험 적용이 됩니까?

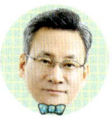 국민건강보험 적용이 되지 않는 비급여 치료이지만, 실비보험의 적용은 받고 있습니다.

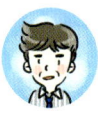 고주파온열치료를 하기 좋은 시기가 있습니까?

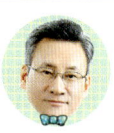 어느 때든 치료 효과를 볼 수 있지만 항암치료나 방사선치료와 병행할 것을 강력 추천합니다.

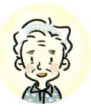 고주파온열치료를 하면
안 되는 경우도 있습니까?

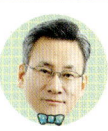
고주파온열치료는 전기를 이용하는 것이기 때문에 전기에 영향을 받을 수 있는 인공심박동기를 착용 중인 경우에는 절대 안 됩니다. 전기는 금속을 만나면 고열이 발생하기 때문에 금속 의료 기구가 들어 있는 부위에도 시술이 곤란합니다. 인공보형물이 있는 경우에도 주의를 요합니다.

 부작용은 없나요?

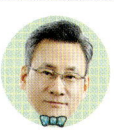
치료 시 주의사항만 잘 지킨다면 부작용은 없습니다. 다만 아주 드문 경우 햇빛에 그을려 생기는 정도의 1도 화상은 생길 수 있으며, 또한 치료 후 몸이 나른하거나 피곤할 수 있습니다.

 고주파온열치료와 함께하면 좋은 치료는
무엇이 있나요?

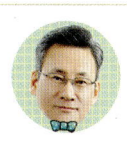
어떤 치료든 동시에 시행할 수 있지만 비타민C 정맥 주사나 셀레나제 주사를 맞으면 좋습니다.

2. 면역세포치료

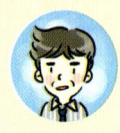 면역세포치료는 어떻게 하는 건가요?

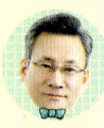 환자의 혈액을 채취해서 혈액 속에 존재하고 있는 면역세포를 분리한 뒤 특수 공정을 통해 면역세포의 기능을 강화시켜 환자에게 투여합니다.

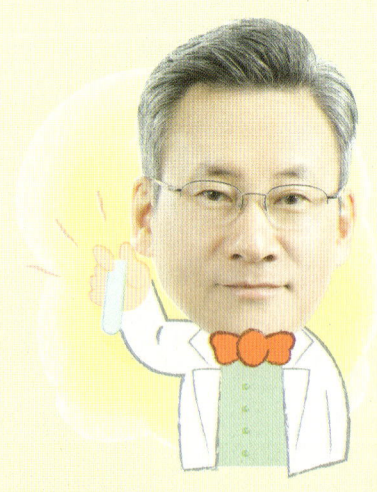

 면역세포치료는 무엇인가요?

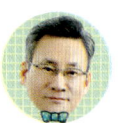
환자의 혈액에서 면역세포를 가려내어 활성화시키고 배양해서 500배 정도로 숫자를 불려서 다시 투여해주는 치료법으로 면역을 직접적으로 올려주는 이상적인 치료입니다.

 면역세포치료의 효과는 어느 정도입니까?

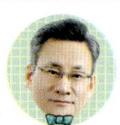
연구문헌에는 67% 정도의 치료 효과가 있다고 되어 있지만, 제가 경험하기로는 약 20% 정도의 효과가 있는 것 같습니다. 효과가 있는 경우에는 매우 극적인 결과를 만들어서 거의 빈사상태에 있던 환자가 기사회생 하는 경우도 있었으므로, 확률에 신경 쓸 필요는 없다고 생각합니다.

▼ **면역세포치료제의 간암치료 효과**

서울대학병원 소화기내과 윤정환, 이정훈 교수팀의 연구에 따르면 간암 환자의 혈액에서 만든 면역세포치료제가 간암 재발률을 약 40%, 사망률을 약 80% 낮추는 것으로 나타났다. 간암세포 제거 후 면역세표치료제 투여 시 재발률은 37%, 사망률은 79% 감소했다.

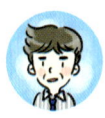 **어떤 경우에 시행합니까?**

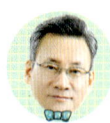
암 투병은 암세포와 면역세포 사이의 싸움입니다. 암세포의 숫자를 획기적으로 줄여줄 수 있는 방법이 수술과 방사선치료이지만, 항암치료는 암세포와 정상세포 둘 다 감소시키기 때문에 항암 후 떨어진 면역을 올리기 위해 배양한 면역세포를 투여해주는 것이 매우 이상적입니다.

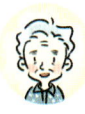 **부작용은 없나요?**

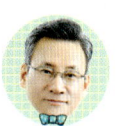
본인의 혈액이기 때문에 원칙적으로는 부작용이 없습니다. 다만, 많은 면역세포를 갑자기 밀어 넣기 때문에 가벼운 면역반응으로 발열이 있을 수도 있는데 해열제 1알 정도로 잘 조절됩니다.

3. 자닥신(해리) 주사

 자닥신(해리) 주사를 어디에 맞나요? 부작용은 없나요?

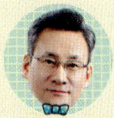 피하주사이기 때문에 배에 맞습니다. 약간의 부작용이 있을 수 있지만, 매우 경미하므로 걱정하실 필요가 없습니다.

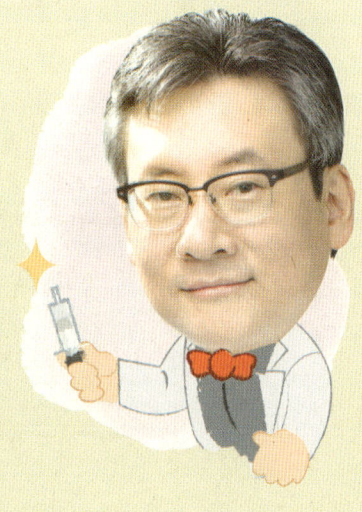

 자닥신(해리) 주사는 무엇인가요?

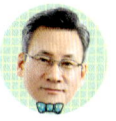
자닥신(해리)은 '티모신 알파'라고 하는 흉선추출물로 T세포나 NK세포 등 면역세포를 활성화시켜 면역증강 작용이 있습니다. 최근 암치료에 널리 쓰이고 있습니다.

▼ **티모신 알파1의 작용기전**

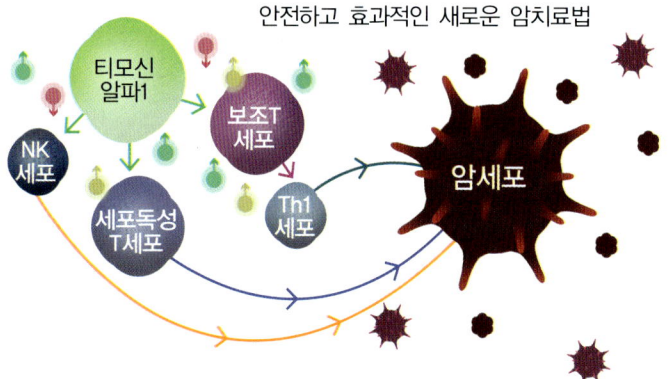

안전하고 효과적인 새로운 암치료법

1. **면역력 증강작용**
   ① 림프구 성숙촉진 및 T cell 기능강화(NK세포, 보조T세포, 세포독성T세포)
   ② 면역조절 시토카인(Cytokine) 증가(IL-2, IFN-α, IFN-r)

2. **바이러스 또는 암세포 억제 작용**
   ① MHC 클래스 1 표면 항원 발현증가
   ② 바이러스성 세포복제 및 성장억제

 **자닥신(해리) 주사의 효과는 어느 정도인가요?**

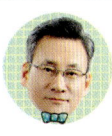
자닥신(해리) 주사는 면역증강작용이 있으며, 특히 항암치료로 인한 부작용의 해소에 매우 유용하므로 항암치료 기간 중 투여하는 것이 좋습니다.

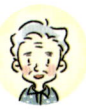 **자닥신(해리) 주사는 어떻게 투여하나요?**

자닥신(해리) 주사도 피하 주사이므로 배에 맞습니다. 미슬토 주사와는 달리 부작용이 거의 없기 때문에 큰 불편감 없이 맞을 수 있으며, 보통 1주에 2회 주사하기 때문에 매우 간편합니다.

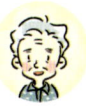 **자닥신(해리) 주사의 부작용은 없나요?**

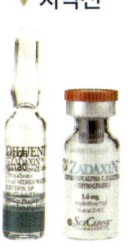
▼ 자닥신

면역계통 주사이기 때문에 약간의 부작용이 있을 수도 있으나 대부분 매우 경미하므로 걱정할 필요가 없습니다. 임상연구에서는 보통 투여량의 800배 정도에서도 특이한 부작용이 관찰되지 않았을 정도로 매우 안전한 약제입니다.

4. 미슬토 주사

 미슬토 주사는 효과가 좋은 가요?

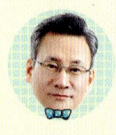 면역력을 높여주고, 항암치료의 부작용을 개선해줍니다.

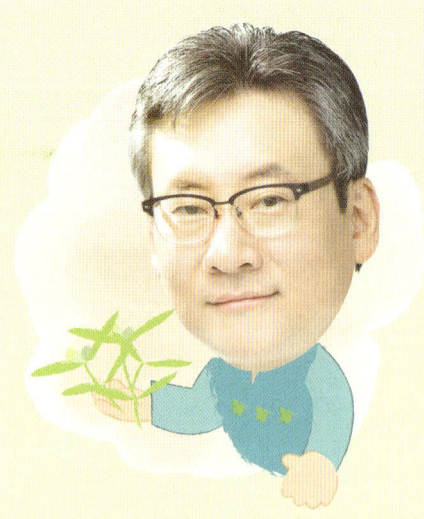

 미슬토 주사는
무엇인가요?

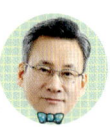 미슬토(mistletoe)는 겨우살이라는 뜻입니다. 나무에 기생하는 기생식물로 면역증강제입니다. 헬릭소, 압노바비스쿰, 이스카도르 등의 제품이 있는데 제조공법은 서로 다르지만 미슬토를 재료로 만드는 것이기 때문에 성분은 똑같다고 보면 됩니다.

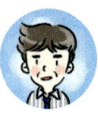 미슬토 주사를 맞은 부위가 빨갛게 부어오르고 통증을 느끼는 사람들이 많다던데요?

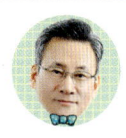 미슬토는 단백질이기 때문에 달걀처럼 알레르기 반응이 생길 수 있습니다. 특히 면역작용이 강한 경우에는 더 심해집니다. 맞은 부위가 빨갛게 붓거나 가렵고 아플 수 있습니다.

가려운 경우에는 얼음이나 찬물로 냉찜질을 하고, 아픈 경우에는 따뜻한 물을 적신 수건으로 온찜질을 하는 것이 좋습니다. 주사를 맞은 직후 계속 잘 문질러 주는 것이 부작용을 줄이는 요령입니다. 주사 부위가 직경 5cm 이상 빨갛게 부어오른 경우에는 용량을 줄이든지 1주일가량 쉬는 것이 좋습니다.

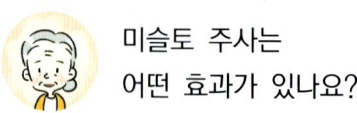 미슬토 주사는
어떤 효과가 있나요?

면역증강 및 항암치료의 부작용 개선효과가 있고, 암환자의 삶의 질 향상에 도움을 줍니다.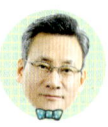

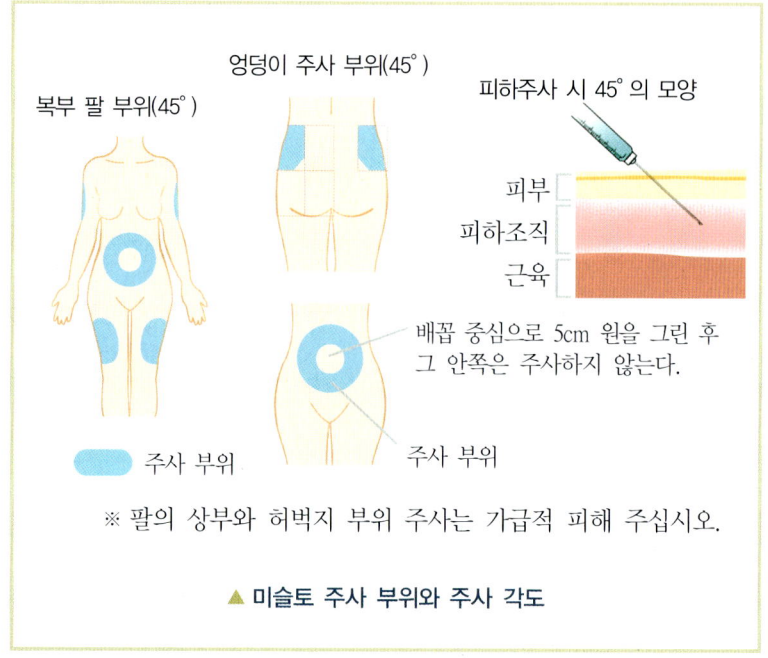

▲ 미슬토 주사 부위와 주사 각도

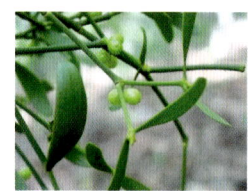

◀ 미슬토

미슬토는 1920년부터 본격적으로 개발되었으며, 부작용이 거의 없다. 미슬토는 기존 치료와 병행 시 치료효과를 높여주고, 부작용을 감소시킨다.

부작용 감소
미슬토는 항암제 치료 및 방사선 치료 시 발생하는 부작용을 감소시킨다.

상승 작용
미슬토는 기존치료와 병행 시 치료효과를 높여준다.

재발 방지
미슬토는 수술 후 전이 및 재발을 방지하는 데 효과적이다.

엔도르핀 생성
미슬토는 베타-엔도르핀 분비를 촉진시켜 정신적·육체적 행복감을 향상시킨다.

삶의 질 향상
말기암 환자의 경우 삶의 질(통증완화, 식욕증진, 체중증가, 편안한 수면 등)을 향상시켜준다.

▲ 미슬토 효과

5. 셀레나제

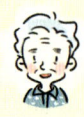 셀레나제를 투여하면 어디에 좋은가요?

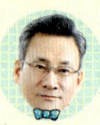 항암치료나 방사선치료의 부작용을 감소시키고, 면역을 높이는 데 좋습니다.

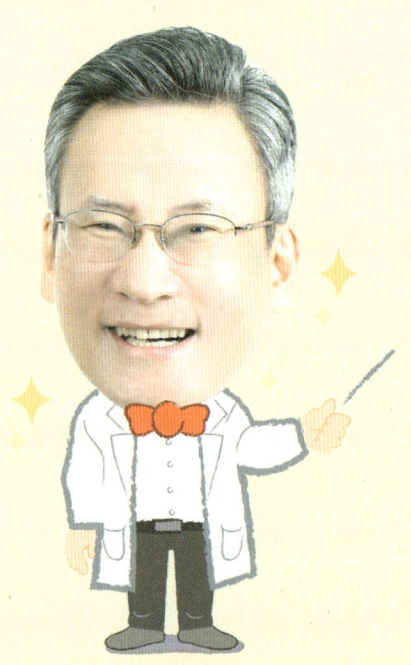

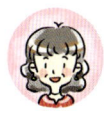 셀레나제는 무엇인가요?

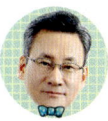 셀레늄이 암의 치료에 큰 효력이 있다는 것이 1998년에 밝혀졌습니다. 특히 무기 셀레늄의 작용이 신속하여 무기 형태로 투여하는 것이 좋은데, 무기 셀렌산 나트륨이 셀레나제입니다. 독일 비오신제약에서 제조한 제품으로 수입완제품입니다.

 유기 셀레늄은 효과가 없나요?

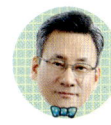 유기 셀레늄을 투여하면 무기 셀레늄으로 분해되는 과정을 거쳐야 하는데, 이 과정에 걸리는 시간이 길고, 바뀌는 비율이 높지 않으므로 효과가 낮을 수밖에 없습니다.

 셀레나제를 경구복용하기도 하던데요?

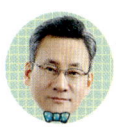 셀레나제는 주사와 경구복용의 흡수율 차이가 거의 없으므로 굳이 주사로 맞을 필요 없이 경구로 투여해도 됩니다. 주사제는 500mcg이고 경구제는 100mcg이며, 보통 1일 200~500mcg을 투여합니다.

 셀레나제의 효과는 무엇입니까?

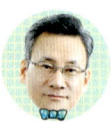
항암치료나 방사선치료의 부작용을 감소시키고, 면역증강작용이 있으며, 림프부종의 치료에도 효과가 좋습니다. 독일에서는 패혈증으로 사망이 임박한 환자에게 셀레나제 고용량을 지속적으로 투여하여 좋은 결과가 있었다고 보고될 정도로 면역증강에 큰 효과가 있는 것으로 알려져 있습니다.

 비타민C와 셀레나제가 서로 작용을 방해한다고 들었는데요?

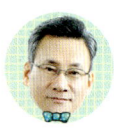
비타민C가 셀레늄의 흡수를 방해하기 때문에 비타민C와 셀레나제의 투여에 1시간 정도의 시간차를 두는 것을 원칙으로 합니다.

▶ 고농도의 셀레나제 투여는 암 발병을 억제시킨다.

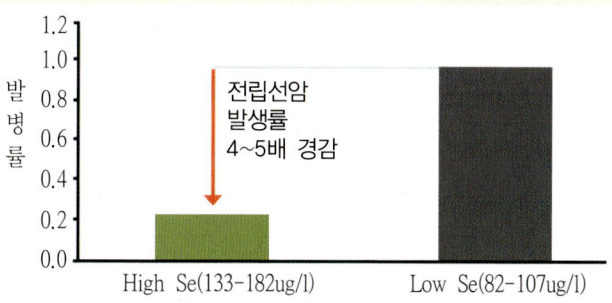

▶ 셀레나제 투여는 면역반응(특히 NK-cell)을 증가시킨다.

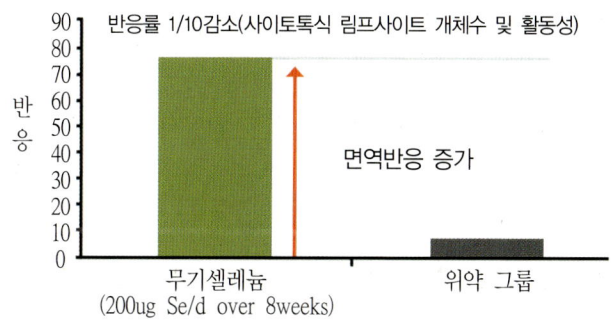

▶ 셀레나제 투여는 방사선 치료의 부작용을 경감시킨다.

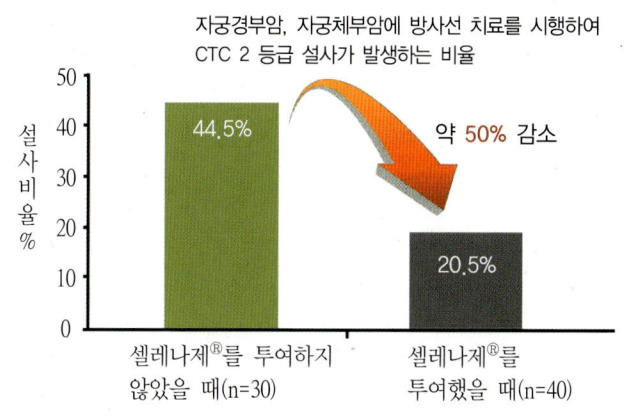

6. 비타민C

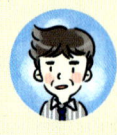 비타민C를 꼭 주사로 맞아야 하나요?

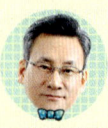 비타민C를 먹기만 해서는 암세포를 죽일 수가 없습니다. 정맥주사를 맞아야만 합니다.

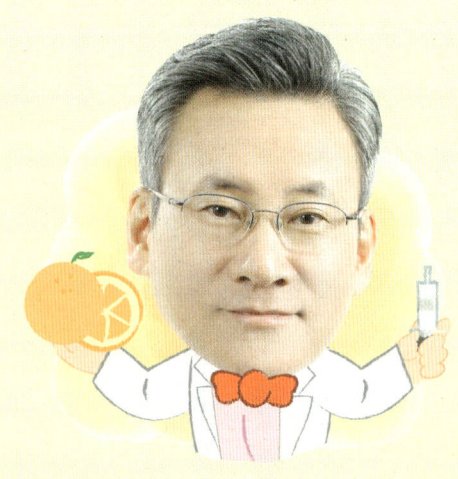

 비타민C 주사는 무엇입니까?

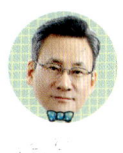
비타민C가 강력한 항산화작용이 있다는 것은 많이 들어 보셨을 겁니다. 한꺼번에 많은 양을 주입하기 위해서는 비타민C를 정맥주사 해야 합니다.

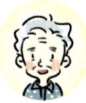 약으로 먹으면 되는데 왜 굳이
주사까지 맞으라는 거예요?

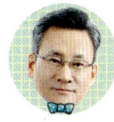
비타민C를 경구복용해서 도달할 수 있는 혈중농도로는 면역증강작용도 미약하고 암세포를 죽일 수가 없습니다. 제대로 효과를 낼 정도의 고농도로 올리려면 정맥주사를 해야만 합니다. 입으로 복용하면 일정 농도까지만 올라가고 더 먹어도 설사로 배설되고 맙니다.

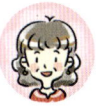 정맥으로 맞고도
또 경구로 복용해야 한다던데요?

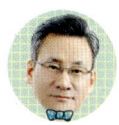
그렇습니다. 정맥으로 맞으면 바로 고농도의 혈중농도를 유지할 수 있지만, 비타민C는 수용성이므로 소변으로 배설되어 버리고 혈중농도가 급격히 떨어집니다. 그래서 일정 농도를 유지하기 위해 경구로 복용을 하여야 합니다.

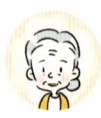 얼마만큼 주사를 맞아야 하나요?

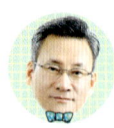

항암치료 중일 때는 항산화작용 및 면역증강 효과를 위해 30~50그램 정도를 주 2회 맞지만, 암세포를 죽이기 위해서는 혈중농도 400mg/dl 이상을 유지해야 하며, 체중에 1.1을 곱한 양만큼 주사해야 합니다. 예를 들어 60kg의 사람은 66g 정도를 정맥주사해야 합니다. 물론 정확한 농도를 측정하기 위해서는 혈액검사로 농도를 체크합니다.

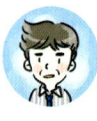 비타민C가 강력한 항산화작용이 있어서 활성산소로 작용하는 항암제의 작용을 방해하지 않나요?

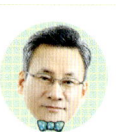

좋은 질문입니다. 일반적으로 항산화작용을 하기 때문에 활성산소로 작용하는 항암제의 효과를 중화시킬 것이라는 우려를 많이 하지만, 정확하게 말하자면 비타민C는 항산화작용이 아니라 활성산소를 촉진하는 작용으로 암세포를 직접 죽이는 효과가 있습니다. 항암제를 방해하는 것이 아니라 도와주는 작용을 합니다.

 미용 목적이나 감기 예방 목적으로 투여하는 비타민C와는 다른 성분입니까?

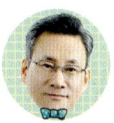 비타민C는 다양한 작용을 합니다. 항암작용과 면역증강작용 외에도 미백작용으로 피부미용효과가 있습니다. 또한 구강점막이나 혈관내피세포 등 결체조직을 튼튼하게 하는 작용도 있으며, 강력한 항산화작용도 있습니다.

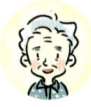 비타민C를 경구 복용할 때 정제, 가루, 캡슐 중 어떤 것이 좋을까요?

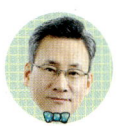 비타민C의 원재료는 가루입니다. 이를 정제로 만들기 위해서는 부형제라는 첨가물이 들어가는데, 많은 양을 복용하는 암환자는 부형제를 과다섭취하지 않도록 정제를 피하는 것이 좋습니다. 비타민C는 산화가 잘되는데 산화되어 변색되더라도 캡슐 안에 있으면 알 수 없습니다. 그러므로 가루형태의 비타민C가 가장 좋습니다.

7. 비타민D

 비타민D가 부족하면 암에 걸릴 수도 있나요?

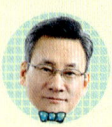 유방암, 대장암, 전립선암, 뇌암, 폐암 등이 걸릴 수 있고, 각종 성인병의 원인이 되기도 합니다.

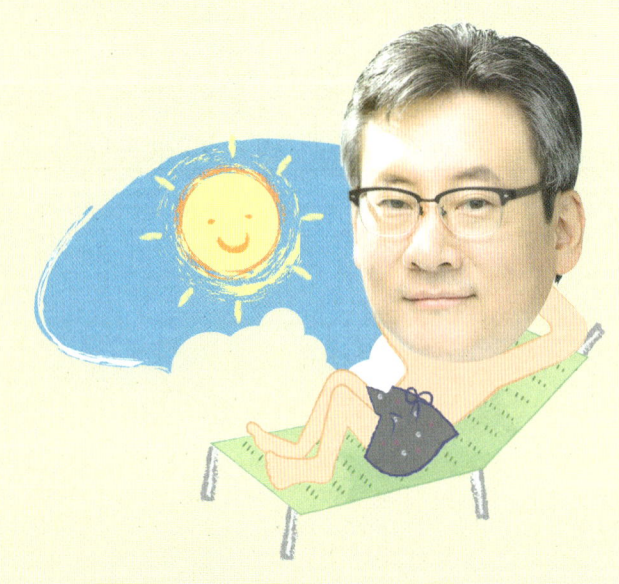

 비타민D 주사를 왜 맞으라고 하나요? 비타민D는 햇볕만 쬐면 생기는데 굳이 투여할 필요가 없지 않나요?

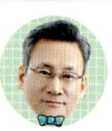 비타민D는 햇빛 비타민이라고 합니다. 자외선을 받으면 피부에서 생성되기 때문입니다. 그러나 오늘날 우리나라 사람들의 90%가 비타민D가 부족하다고 합니다. 북반구 지역에서 비타민D가 생산될 정도로 자외선을 받기 위해서는 4월~10월 사이, 낮 12시~2시 사이에 양팔을 노출시켜 30분 정도 햇볕을 쬐어야 하는데, 이렇게 하는 사람들이 거의 없는 걸 보면 당연한 결과라고 하겠습니다.

 비타민D는 뼈의 건강과 관련이 깊은 영양소가 아닌가요? 햇볕을 받지 못하면 비타민D가 부족하여 뼈가 약해지고 구루병이 생기고 꼽추도 될 수 있다고 배웠거든요.

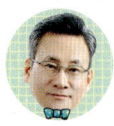 잘 기억하고 계시군요. 비타민D는 뼈의 건강에 좋을 뿐 아니라, 면역에도 큰 역할을 하며 부족할 경우 암 발병률이 높다고 최근 많은 연구에서 발표되고 있습니다.

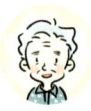
비타민D가 부족하면
어떤 암이 잘 걸리나요?

비타민D가 부족하면 유방암, 대장암, 전립선암, 뇌암, 폐암 등이 걸릴 수 있습니다. 대부분의 성인병들도 비타민D 부족과 관련이 있습니다.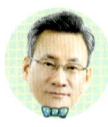

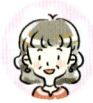
그렇다면 비타민D를 어떻게 투여해야 하나요?

정상 혈중농도는 25ng 이상이라고 되어 있으나, 암을 예방하고 치료하기 위해서는 훨씬 높은 농도인 60~80ng 정도를 유지해야 합니다. 비타민D를 경구 복용할 수도 있지만 오랜 시간이 소요되기 때문에 20~30만IU 주사제를 투여하면 신속히 치료할 수 있습니다.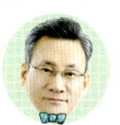

▼ 비타민D 부족과 관련된 질환

① 골다공증, 관절염, 골연화증, 골절, 구루병, 뼈/근육 성장부진·통증.
② 고혈압, 당뇨, 동맥경화증, 심근경색증, 뇌졸중.
③ 인플루엔자, 감기, 결핵.
④ 우울증, 다발성경화증, 다낭성난소증후군.
⑤ 대장암, 유방암, 전립선암.

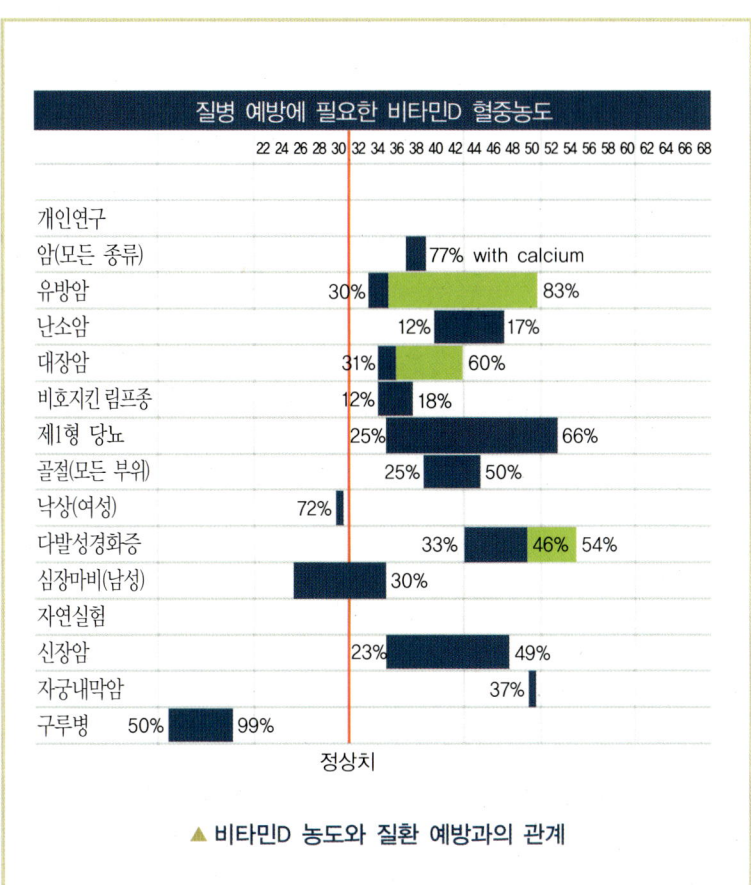

▲ 비타민D 농도와 질환 예방과의 관계

8. 글루타치온 주사

 글루타치온을 복용하거나 주사를 맞으면 무엇이 좋은가요?

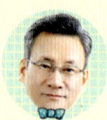 체내 면역력을 개선해주고, 혈액 속의 노폐물들을 없애며 활성산소와 독소를 제거해주는 효과가 있습니다.

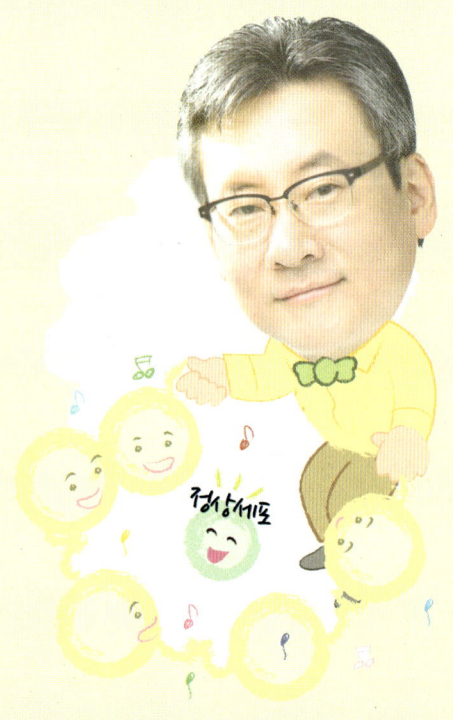

 글루타치온은 뭔가요?

글루타치온은 간의 해독과정에 매우 중요한 효소로 작용하며, 우리 몸속에서 강력한 항산화제로 매우 중요합니다.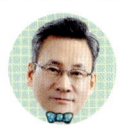

백옥주사라고 들어 보셨죠? 미백효과가 뛰어나서 미용 목적으로 피부과에서 주사를 맞는 것이 바로 글루타치온 주사입니다.

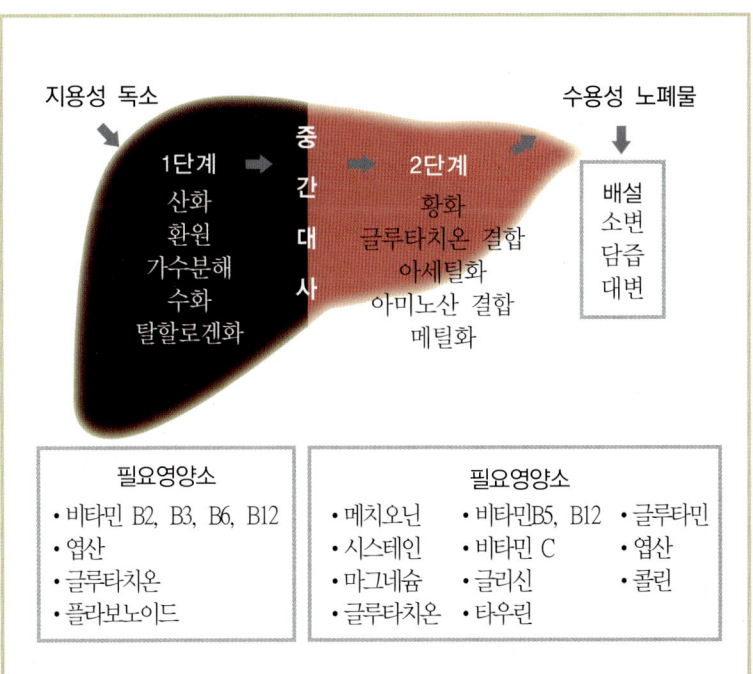

▲ 해독 1 & 2단계

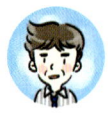 몸속에서 생성되는 것인데
굳이 주사를 맞을 필요가 있나요?

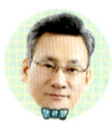
몸 상태가 안 좋을 때는 글루타치온이 만들어지지 않고 호모시스테인이라는 해로운 물질을 만들기 때문에 글루타치온을 인위적으로 보충해야 합니다.

 글루타치온이 면역계에 작용하는 원리는 무엇인가요?

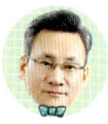
경찰이 시위대에 최루탄을 발사하면 시위대뿐 아니라 시민들도 피해를 입는데, 시민에게 방독면을 착용시킨다면 시민은 피해를 입지 않을 것입니다. 백혈구가 암과 싸울 때 발사하는 활성산소는 정상세포에도 악영향을 미칩니다. 하지만 시민들에게 방독면을 착용시키듯 글루타치온이 항산화작용을 발휘하여 정상세포가 다치지 않도록 보호하는 작용을 합니다.

 글루타치온이 말초신경염에도 잘 듣는다고 들었는데 맞나요?

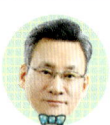
그렇습니다. 항암치료의 부작용으로 생기는 말초신경염으로 손발이 차고 시리고 아픈 증상들이 생기는데, 대학병원에서 처방하는 가바펜틴이라는 약과 함께 글루타치온 주사, 물리치료, 침치료 등을 병행하면 좋습니다.

9. 마이어스칵테일 주사

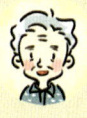 마이어스칵테일 주사는 어떤 효과가 있나요?

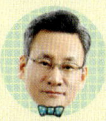 감기 몸살에 걸렸을 때도 좋으며, 항암치료로 무기력한 경우에도 탁월한 주사입니다.

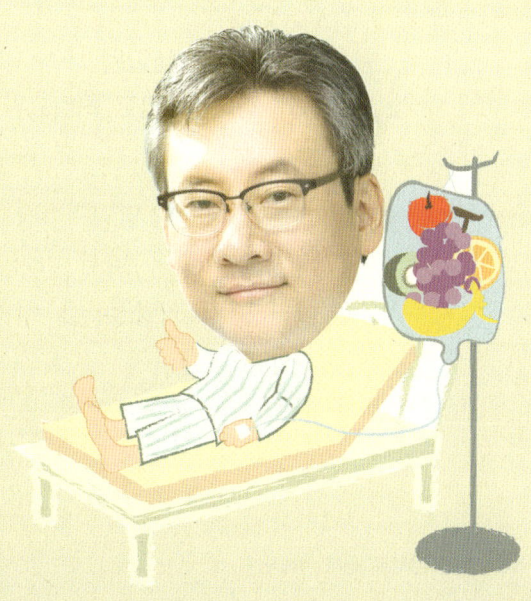

 벌떡 주사는 무엇인가요?

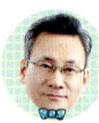
마이어스칵테일 주사를 말합니다. 피로와 무기력으로 고생하다가 마이어스칵테일 주사를 맞고 벌떡 일어나기 때문에 환자들이 벌떡 주사라고 부릅니다.

 그렇다면 몸에 해로운 자극성분이 들어간 것은 아닌가요?

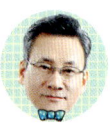
마이어스칵테일 주사는 링거액에 여러 가지 비타민과 미네랄을 적절히 혼입한 수액제이기 때문에 건강에도 유익하고 치료 효과도 발휘하는 역사에 길이 남을 고마운 주사제입니다.

 마이어스칵테일은 왜 칵테일이라고 하나요?

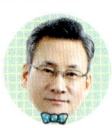
미국의 내과의사 존 마이어스가 창안했기 때문에 그 의사의 이름을 따서 마이어스라고 한 것이고, 여러 가지 영양성분을 섞었기 때문에 칵테일이라고 합니다.

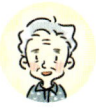 마이어스칵테일은
어떤 효과가 있나요?

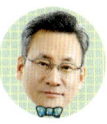
피로, 무기력, 감기, 몸살, 편두통, 아토피, 알레르기성 비염, 천식 등에 특히 효과가 좋으며 항암치료로 무기력한 경우에 주사 한 번으로 벌떡 일어날 정도로 매우 신속한 효과를 발휘합니다.

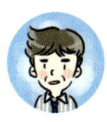 이렇게 좋은 주사가 대학병원에는 왜 없나요?

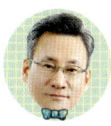
다른 통합의학적 치료도 마찬가지이지만 대부분의 통합의학적 치료들이 과학적 근거가 있음에도 불구하고 교과서에 등재되어 있지 않은 이유로 대학병원에서는 처방하지 않습니다. 하지만 많은 의사들이 처방하고 있습니다.

⟨ 10. 아미노산 수액제　🔍 ≡

 아미노산 수액제는 왜 맞는 건가요?

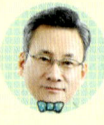 암 투병 중엔 식사를 제대로 못하기 때문에 영양을 보충해 주기 위해 맞습니다.

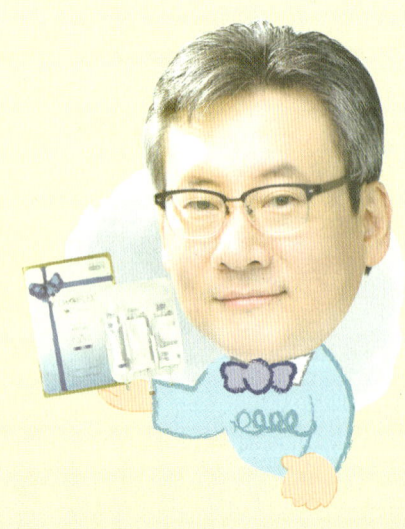

 **암 투병 중 아미노산 수액제가 도움이 되나요?**

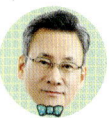

단백질이 분해되면 아미노산이 됩니다. 아미노산은 23종 정도가 있는데, 그중 8~10종은 우리 몸에서 생산되지 않기 때문에 반드시 음식을 통해 섭취해야 하며 이들을 필수아미노산이라고 합니다. 식사를 제대로 못 하면 필수아미노산이 부족해지므로 주사제로 보충해줘야 합니다.

 **아미노산은 우리 몸에서 어떤 작용을 하나요?**

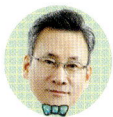

세포 재생과 호르몬, 효소 등의 합성에 매우 중요합니다. 신체가 회복되기 위해서는 적절한 단백질의 보충이 필요한데, 항암치료로 입맛도 떨어지고 오심이나 구토 등으로 식사를 못 하여 영양불량 상태가 되기 쉬우므로 아미노산수액제와 비타민과 미네랄 영양수액제(마이어스칵테일)를 맞아야 합니다.

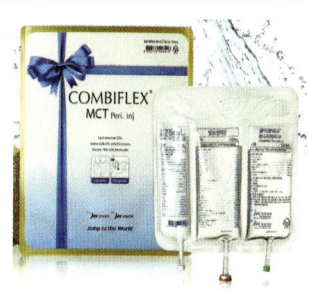

▲ 종합영양수액제

11. 킬레이션 주사

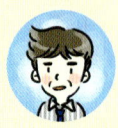 킬레이션 주사의 효과를 높이려면 어떻게 해야 하나요?

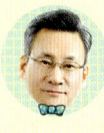 채식 위주로 식사하고, 물을 많이 마시면 좋습니다.

 킬레이션 주사가 뭔가요?

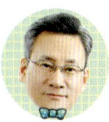
몸속의 중금속을 해독할 목적으로 개발된 주사제인데, 혈액순환 개선효과와 항산화작용까지 있어서 암환자들에게 아주 좋은 해독 주사제입니다.

 중금속을 제거하는 다른 방법은 없나요?

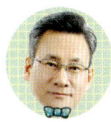
중금속을 제거하기 위하여 셀레늄, 아연, 클로렐라, 비타민C 등과 경구 해독제들을 쓰지만 많은 시일이 걸리는데, 킬레이션 주사는 중금속을 신속하게 제거할 수 있습니다.

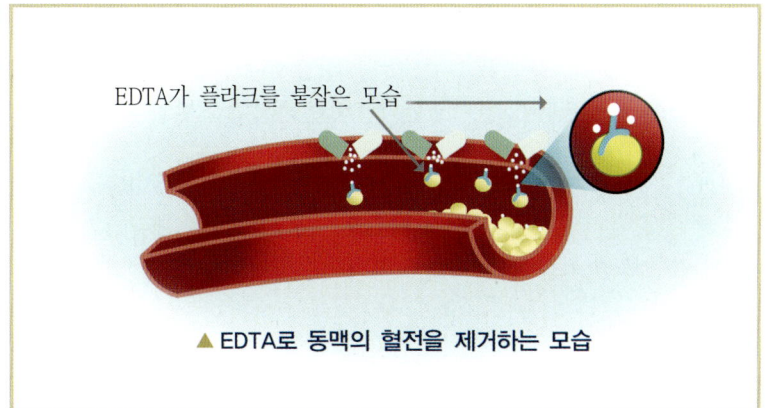
▲ EDTA로 동맥의 혈전을 제거하는 모습

 킬레이션 주사는 어떻게 맞나요?

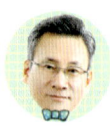
킬레이션 주사는 링거액에 EDTA, 비타민C, 칼슘, 마그네슘, 비타민 등을 혼합하여 일정한 속도로 한 방울씩 떨어지는 점적 주사를 합니다. 보통 1주에 2회 정도 맞는 것을 원칙으로 하지만 3회까지 맞을 수 있습니다. 증상이 심하지 않을 경우에는 총 20~30회 정도로 해결되지만, 심하거나 식생활 개선을 하지 않는다면 50회 이상 맞아야 할 경우도 있습니다.

 킬레이션 주사를 맞을 때 주의사항은 없나요?

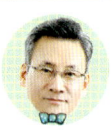
킬레이션 주사는 혈관 속의 중금속과 칼슘플라크 등을 녹여내는 약제입니다. 중금속과 미네랄을 배출시키는데, 미네랄 성분의 영양제나 식품을 섭취하면 킬레이션의 효과를 약화시키고, 혈관 속 중금속을 제거할 수 없게 됩니다. 그러므로 킬레이션 주사를 맞는 당일에는 미네랄 영양제, 우유, 요구르트, 치즈 등을 먹지 말아야 합니다.

03

제3장 치료 외 사항들

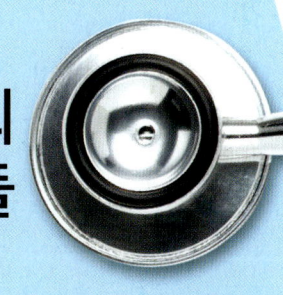

1. 건강보조식품
2. 풍욕
3. 족욕
4. 암환자의 보험
5. 모발미네랄 검사
6. NK세포활성도 검사

1. 건강보조식품

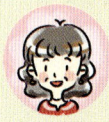

건강보조식품으로는
어떤 것을 먹어야 하나요?

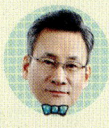

환자의 몸 상태에 따라 의사의 적절한 처방을 받아야 합니다. 다만 종합영양제는 꼭 드실 것을 권합니다.

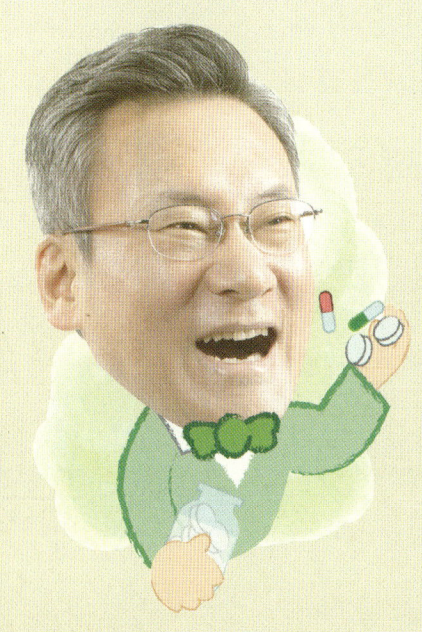

 항암치료 중에 건강보조식품을 복용해도 되나요?

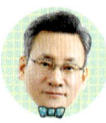
많은 환자들이 궁금해 하는 사항입니다. 항암제 만으로도 간을 비롯하여 신체에 큰 부담이 되는데, 정체불명의 약을 복용하여 큰 화를 초래하지는 않을까 걱정하여 먹지 말라는 것입니다.

 먹어도 된다는 말인가요?

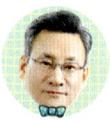
먹어도 되는 것이 있고 먹으면 안 되는 것도 있는데, 일일이 가려내기는 어려우므로 의사의 판단이 필요합니다. 통합의학 의사들은 영양에 대해 많은 공부를 하였기 때문에 복용 여부를 명확하게 판단해드릴 능력이 있습니다.

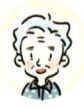 그렇다면 어떤 것을 먹어야 하나요?

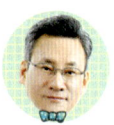
일단 종합영양제는 반드시 복용해야 합니다. 비타민A, C, E 등은 항산화작용을 하므로 항암제의 작용을 방해하는 것으로 오인할 수도 있지만, 연구 결과 항암효과를 도와주는 것으로 밝혀졌습니다.

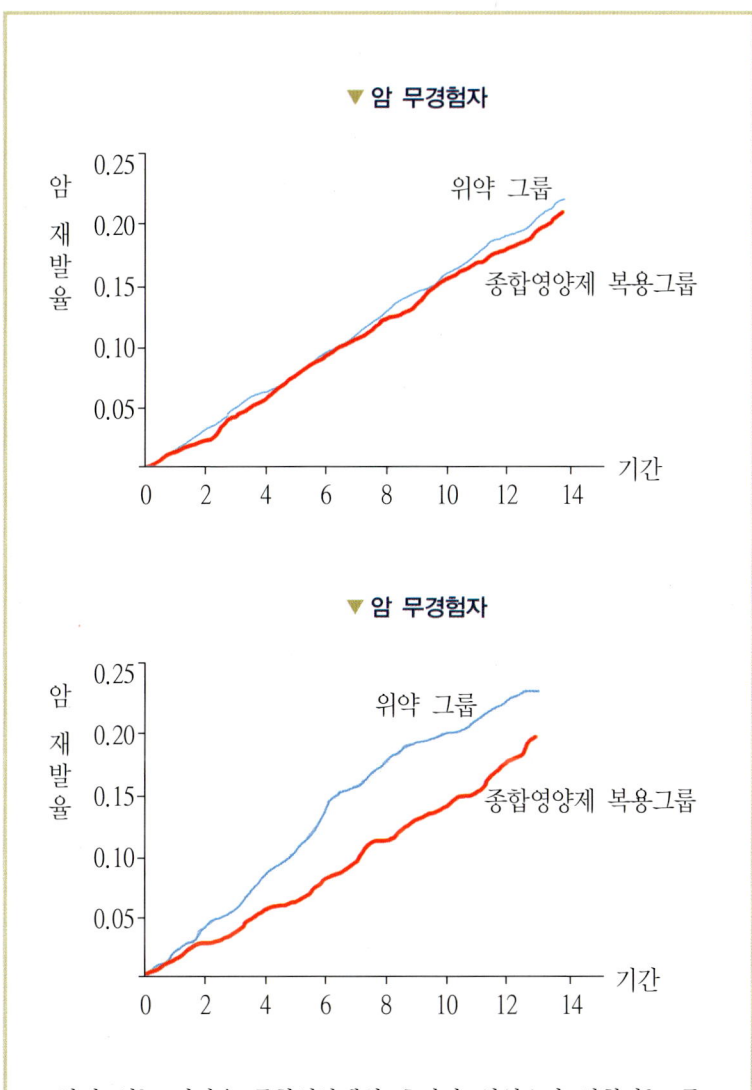

암이 없는 사람은 종합영양제의 효과가 없었으나 암환자는 종합영양제로 암의 재발률이 떨어졌다.

(※ 출처 : 미국 내과학회, 2012)

 영양제가 오히려 건강을 해친다는 연구도 있던데요?

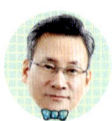 2007년 덴마크 코펜하겐에서 개최된 세계영양학회에서 발표되었기 때문에 '코펜하겐 쇼크'라고 부르는 이 연구는 종합영양제를 복용한 사람들의 수명이 더 짧고 건강에 나쁜 영향을 미쳤다는 것이었습니다.

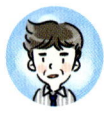 먹어서 오히려 건강을 해치는 영양제도 있다는 말이군요?

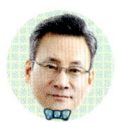 그렇습니다. 비타민A는 지용성비타민이라 몸에 축적되는데 과량일 경우 부작용을 일으키며, 합성 비타민A는 오히려 폐암을 초래할 수도 있으므로, 천연형태인 베타카로틴을 복용해야 합니다. 그리고 비타민E도 합성비타민은 오히려 건강을 해치는 것으로 밝혀져 있으므로 주의하셔야 합니다.

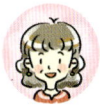 지용성비타민을 주의해서 종합영양제를 먹으라는 말이군요. 그렇다면 몸에 좋은 것은 또 어떤 것이 있나요?

알파리포산, 코큐텐(조효소Q10), 오메가3, 프로바이오틱스(유산균제제), 알로에 등이 있고, 트랜스퍼팩터(면역전달인자)와 글리코영양소 등도 항암치료의 보조요법으로 효과가 좋은 것으로 알려져 있습니다. 아가리쿠스나 인삼제품은 항암 중 간기능을 악화시킨다는 보고가 있기 때문에 주의를 요합니다.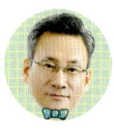

▼ 프로바이오틱스(Probiotics)의 기능

1. 영양학적 기능
   ① 단백질, 지방의 소화 흡수성 증대.
   ② 칼슘, 인, 철의 흡수 증가.
   ③ 비타민B의 안정성을 높임.
   ④ 소화액 분비를 왕성하게 함.
   ⑤ 성장촉진 효과.

2. 생리적 효과
   ① 장의 기능을 바로잡는 정장 효과.
   ② 간염에 대한 저항성 증가.
   ③ 유당불내증 경감.
   ④ 혈중 콜레스테롤 감소.
   ⑤ 장내 유해물질 생성 억제.
   ⑥ 항종양 효과.
   ⑦ 위장장애 억제.
   ⑧ 수명 연장

2. 풍욕

 풍욕은 어떻게 하는 건가요?

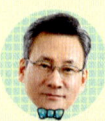 창문을 열어 환기를 시킨 후 옷을 모두 벗은 다음에 이불을 덮었다 벗기를 반복하는 것입니다.

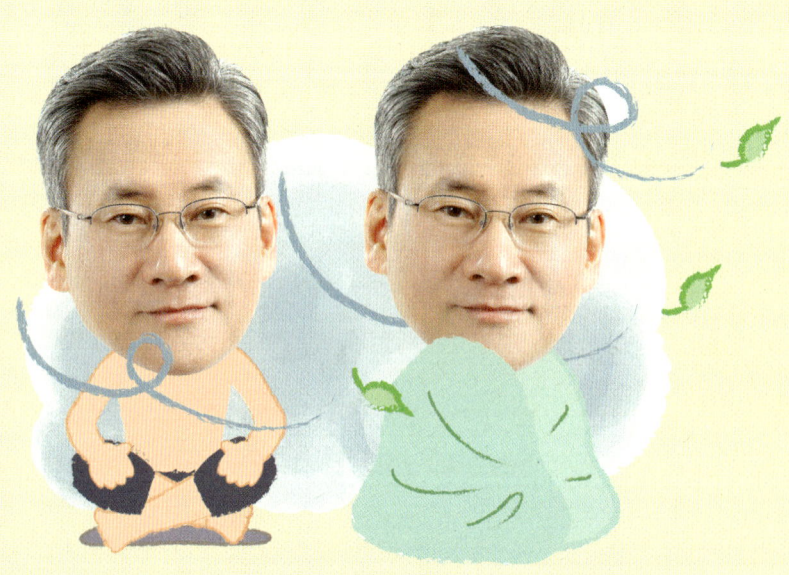

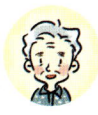 풍욕을 왜 하나요?

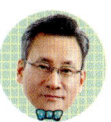
풍욕은 말 그대로 바람 목욕입니다. 피부의 해독을 촉진하고 튼튼하게 만드는 요법입니다. 처음 하시는 분은 '마치 달밤에 체조하는 것 같다'며 거부감을 나타내시는데, 풍욕을 열심히 한 암환자일수록 예후가 좋다는 사실을 아셔야 합니다.

 우리 몸에는 해독 장기가 많이 있는데 피부에서도 해독을 하나요?

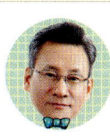
가장 중요한 해독 장기는 간이고, 콩팥과 폐에서도 해독기능을 합니다. 또한 피부에서도 해독이 되는데, 간, 콩팥, 폐의 기능을 올리기는 쉽지 않지만, 피부의 해독기능은 풍욕을 하느냐 하지 않느냐에 따라 큰 차이가 생기기 때문에 풍욕이 매우 중요한 것입니다.

 풍욕은 숲 속이나 공기가 맑은 곳에서 해야 하지 않나요?

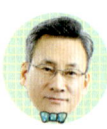 풍욕은 모공을 통해 해독기능을 촉진하는 것이기 때문에 모공이 닫히지 않도록 해야 합니다. 맑은 공기일수록 더 좋기는 하지만, 실외에서 하게 되면 체온이 떨어져 모공이 닫혀버리므로 해독효과가 생기지 않습니다.

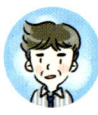 풍욕은 아무 때나 해도 되나요?

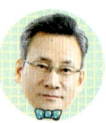 원칙적으로 해뜨기 전과 해진 뒤에 하지만, 횟수를 늘리려면 낮에도 해야 합니다. 그러나 식사나 목욕을 한 뒤에는 한 시간 정도의 간격을 두고 해야 합니다. 그리고 체온이 38℃ 이상인 경우에는 피해야 합니다.

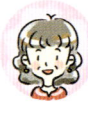 풍욕 중 운동은 꼭 해야 하나요?

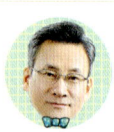 풍욕 중 하는 운동은 니시의학 6대운동(부록 참조)인데 온몸 운동도 되고 면역증강에도 도움이 되므로 하시는 것이 좋습니다. 그림을 보면서 따라 할 수 있을 정도로 쉬운 동작이므로 포기하지 마시고 꼭 실천하시길 바랍니다.

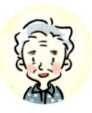 **하루에 몇 번쯤 하는 것이 좋나요?**

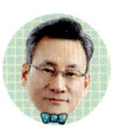

풍욕은 90분당 30분씩 하므로, 하루 종일 계속한다면 11번 할 수 있습니다. 암치료로 명성이 자자한 일본 와타나베 병원에서는 모든 환자들이 매일 11번씩 합니다. 11번까지는 아니더라도 하루 6회 이상 하시도록 노력하시기 바랍니다.

▼ 풍욕(대기요법) 시간표

횟수	탈의시간	착의시간	탈의 중 운동 프로그램	주의사항
1회	20초	1분	발목상하운동	1. 창문을 열고 통풍이 잘되도록 한다. 2. 이불은 계절에 덮는 것보다 조금 더 두꺼운 정도로 한다. 3. 되도록 모든 옷을 다 벗고 하는 것이 좋다. 4. 착의 중에는 이불을 목에서 발끝까지 덮는다. 5. 초기에는 모관, 붕어, 발목운동만으로 시작한다. 6. 탈의 시간을 철저히 준수한다.
2회	30초	1분	발목선형운동	
3회	40초	1분	발목선형운동	
4회	50초	1분	발목상하운동	
5회	60초	1분 30초	붕어운동	
6회	70초	1분 30초	붕어응용운동	
7회	80초	1분 30초	모관운동	
8회	90초	2분	모관응용운동	
9회	100초	2분	합장합척운동	
10회	110초	2분	배복준비운동	
11회	120초	2분	배복본운동	
합계	770초	990초	1760초 (29분 20초)	

3. 족욕

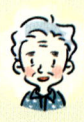 족욕은 어떻게 하는 것이 효과가 좋은가요?

밤에 하시면 숙면하기 좋으며, 40~45℃ 정도에서 하되 땀이 나면 멈추는 것이 좋습니다.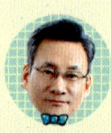

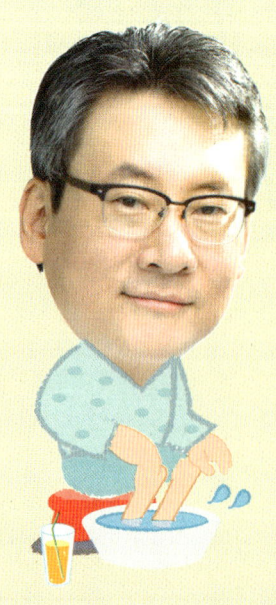

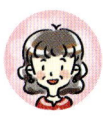 족욕도 면역증진에 도움이 되나요?

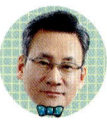 당연합니다. 대부분의 성인은 상반신에 열이 많고 하반신은 찹니다. 그래서 하반신의 온도를 올리는 반신욕, 각탕, 족욕 등은 혈액순환과 면역증진에 큰 도움을 줍니다.

 족욕을 하는 방법을 가르쳐 주세요.

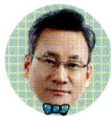 족욕은 40℃ 정도의 물에 발을 담근 후 5분에 1℃씩 올려서 45℃ 정도까지 온도를 올리는 것이 목표이지만 어떤 온도에서든 땀이 나면 그만 둬야 합니다. 하반신의 체온 상승이 목표인데 계속하면 몸 전체에 열이 나므로 소기의 목적을 이룰 수 없습니다.

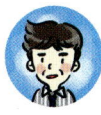 오랫동안 해도 땀이 나지 않는 사람은 어떻게 하죠?

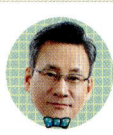 냉한 체질의 사람은 30분 이상 해도 땀이 나지 않을 수 있습니다. 그런 사람들은 족욕을 하는 동안 담요를 뒤집어쓰고 따뜻한 물을 계속 마시면 도움이 됩니다. 이런 분은 가능하면 반신욕을 하실 것을 권합니다.

 주의사항은 없나요?

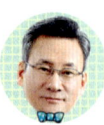
시간이 안 되었더라도 땀이 나면 그만두고, 땀이 나지 않더라도 30분 이상 계속할 필요는 없습니다. 그리고 땀을 흘린 경우에는 물, 염분, 비타민C를 반드시 보충해야 합니다.

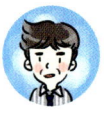 족욕은 언제 하는 것이 좋나요?

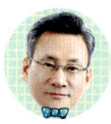
하루 중 어느 때나 관계없지만, 밤에 족욕을 하고 바로 잠자리에 들면 편안하게 숙면할 수 있습니다. 바로 잠을 잘 경우가 아니라면 족욕 후 반드시 냉수에 담그든지 발의 냉온욕을 한 뒤에 모관운동을 하고 활동하는 것이 좋습니다.

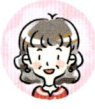 족욕 물속에 소금이나 아로마를 타도 되나요?

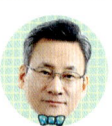
소금은 발의 부종을 빼는 데 좋으며, 적절한 아로마를 타서 아로마의 치료 효과를 동시에 얻는 것도 바람직합니다. 식초를 타면 굳은 발이 풀어지고 피부도 부드러워집니다. 겨자가루는 혈액순환을 돕습니다.

4. 암환자의 보험

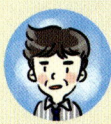

보험을 들었어도 적용이 안 되는 경우가 많잖아요. 환자와 보호자 입장에서는 참 힘이 드네요.

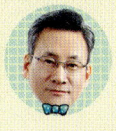

많이 힘드시지요. 보험사마다 지급 기준이 다르기 때문에 꼼꼼하게 따져보시는 것이 중요합니다. 그리고 국가에서 지원하는 암환자 진료비 지원도 있으니 해당 시청, 구청, 관할 보건소에 꼭 문의해보시길 바랍니다.

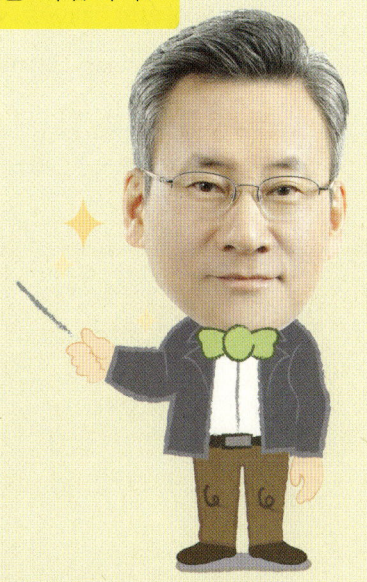

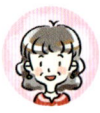 암보험 때문에 스트레스를 받고 있어요. 보험에 대해 간략한 설명 부탁드립니다.

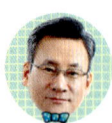

암환자들에게 유용한 보험으로는 암보험, 질병보험, 실비보험 등이 있습니다. 암보험은 진단, 수술, 입원 시에 계약한 보험금을 받을 수 있는 보험입니다. 질병보험은 암보험만큼은 아니지만 입원 일당 몇 만 원씩 지급받는 것이고, 실비보험은 환자가 병원에 지불한 금액을 돌려받을 수 있는 보험입니다.

 암보험에 가입한 상태인데 왜 입원급여를 안 해주는 거죠?

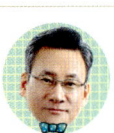

암보험에서 입원급여는 '직접적인 암치료를 목적으로 입원한 경우'로 한정하고 있으며, 직접적인 암치료란 수술, 항암치료, 방사선치료를 말합니다. 그러므로 이 세 가지 치료 기간 중에만 암 입원급여를 받을 수 있습니다.

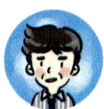 실비보험은 환자가 지불한 치료비를 주어야 하는데 왜 보상하지 않는 치료가 있는 거죠?

암재활병원에서 시술하는 요법들은 대부분 비급여 행위입니다. 비급여는 국가에서 인정한 것과 그렇지 않은 것이 있은데, 실비보험에서는 인정 비급여만 보상합니다.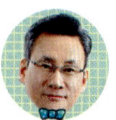

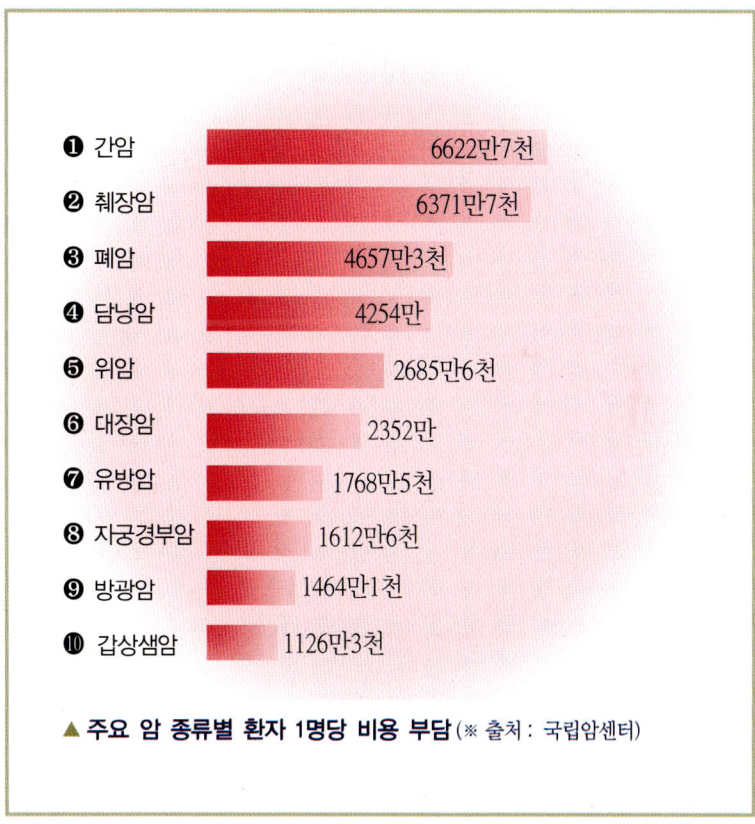

❶ 간암 6622만7천
❷ 췌장암 6371만7천
❸ 폐암 4657만3천
❹ 담낭암 4254만
❺ 위암 2685만6천
❻ 대장암 2352만
❼ 유방암 1768만5천
❽ 자궁경부암 1612만6천
❾ 방광암 1464만1천
❿ 갑상샘암 1126만3천

▲ 주요 암 종류별 환자 1명당 비용 부담 (※ 출처 : 국립암센터)

5. 모발미네랄 검사

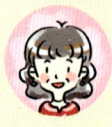 모발미네랄 검사로 어떤 치료를 할 수 있나요?

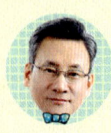 중금속 오염 여부를 파악해서 적절한 영양치료를 할 수 있습니다.

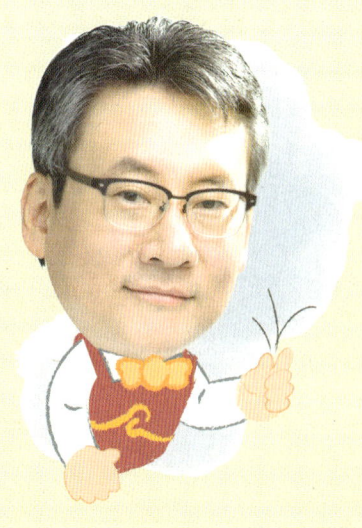

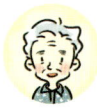 몸속 영양상태를 검사할 수 있나요?

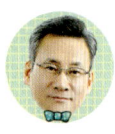 모발미네랄 검사가 있습니다. 원래 모발검사는 중금속 중독을 알기 위한 검사인데, 영양상태도 알 수 있습니다.

 중금속이라면 면역을 떨어뜨리고 건강을 해치는 거 아닌가요?

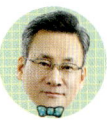 예. 중금속은 수은, 납, 비소, 알루미늄, 카드뮴 등으로 우리의 건강을 뿌리째 뒤흔드는 아주 나쁜 물질입니다. 모발미네랄 검사를 하면 중금속의 오염 여부를 정확하게 알 수 있습니다.

 중금속은 혈액검사를 해야 하는 거 아닌가요?

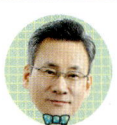 중금속에 오염되면 며칠간은 혈액 속에 존재하지만, 그 후에는 중금속들이 조직 속으로 꽁꽁 숨어버리고 혈액 검사에는 이상 없다는 결과가 나옵니다. 그래서 조직 속을 헤집고 검사해봐야 하는데, 상처를 주지 않고 검사할 수 있는 방법이 바로 모발검사입니다.

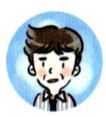 그러면 영양상태는 어느 정도 알 수 있나요?

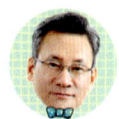

영양이라면 비타민, 미네랄, 식물영양소 등인데 이 중 미네랄에 대해 검사할 수 있습니다.

중금속과 영양소들은 조직검사를 해야 정확하게 알 수 있는데, 살점을 떼어내지 않고도 모발만으로 영양 상태를 분석할 수 있으며, 결과에 따라 개인별 맞춤영양을 처방할 수 있습니다.

6. NK세포활성도 검사

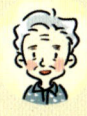 NK세포가 뭔가요?

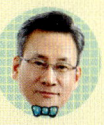
자연살해세포라고 부르는 NK (Natural killer cell)세포는 인체의 수많은 면역세포 중 하나입니다. 말 그대로 우리 몸에 해로운 세포나 바이러스를 스스로 찾아서 죽이는 역할을 합니다.

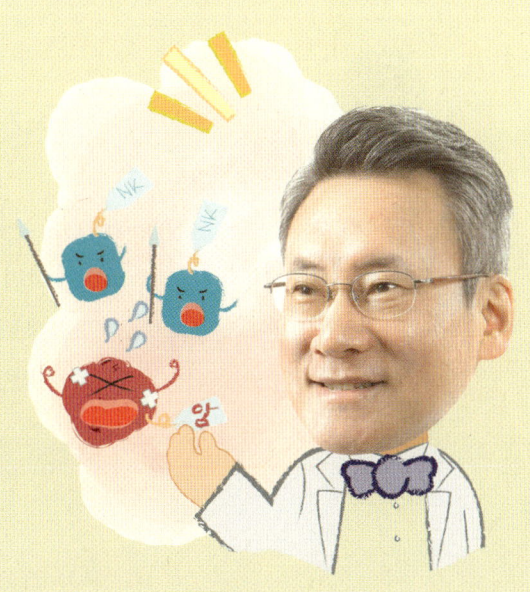

 면역세포는 바로 백혈구 수치를 말하는 거 아닌가요?

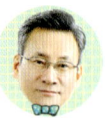
백혈구 속에는 NK세포, 대식세포, T세포, B세포 등의 면역세포들이 있는데, 암세포 발생 시 재빠르게 출동하여 무차별적으로 먹어 치우는 면역세포가 바로 NK세포입니다.

 NK세포의 숫자를 분석할 수 없습니까?

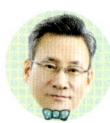
림프구 속에 일정 비율로 들어 있으니 림프구 수로 짐작할 수 있습니다. 그러나 NK세포의 숫자가 아무리 많더라도 활발하지 않다면 면역활동을 제대로 하지 못 하기 때문에 숫자가 아니라 활성도검사를 하는 것입니다.

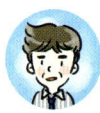 NK세포 활성도는 정상치가 얼마나 되나요?

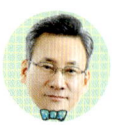
바람직한 활성도는 600~900정도, 250 이하이면 비정상으로 간주하며, 100 미만이면 심각한 면역저하로 진단합니다. NK세포활성도가 낮으면 면역요법들을 보다 적극적으로 처방받아야 합니다.

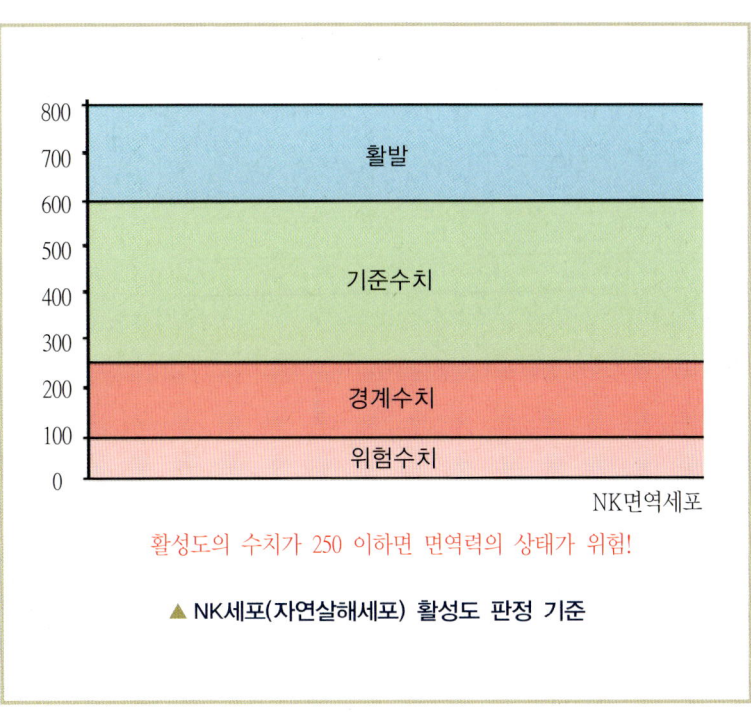

▲ NK세포(자연살해세포) 활성도 판정 기준

통합 암치료 쉽게 이해하기

04

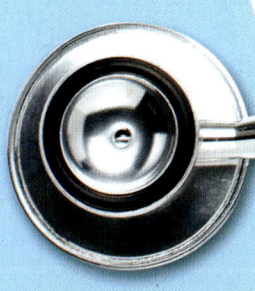

부록 **니시의학 6대운동**

1. 평상
2. 경침
3. 붕어운동
4. 모관운동
5. 합장합척운동
6. 배복운동

❶ 평상

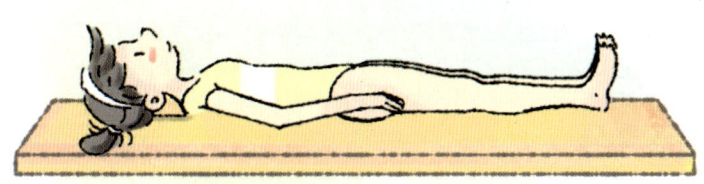

 딱딱하고 평평한 침대에서 자면서 척추의 어긋남을 바로잡는다. 단단한 자극은 피부 정맥의 흐름을 좋게 하고 고여 있는 노폐물을 처리하도록 돕는다.

❷ 경침

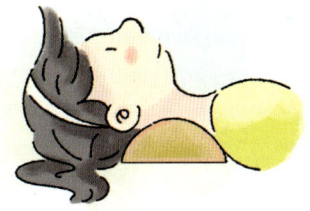

 경침에 목의 부드러운 부분(경추 3, 4번)을 닿게 한다. 처음에는 경침에 타월을 얹어 사용하고, 익숙해지면 경침을 베고 잔다. 경추의 어긋남이 교정되고, 두통, 어깨 결림, 손의 저림, 눈, 코, 귀, 인후, 갑상선 등의 질병에 효과가 있다.

❸ 붕어운동

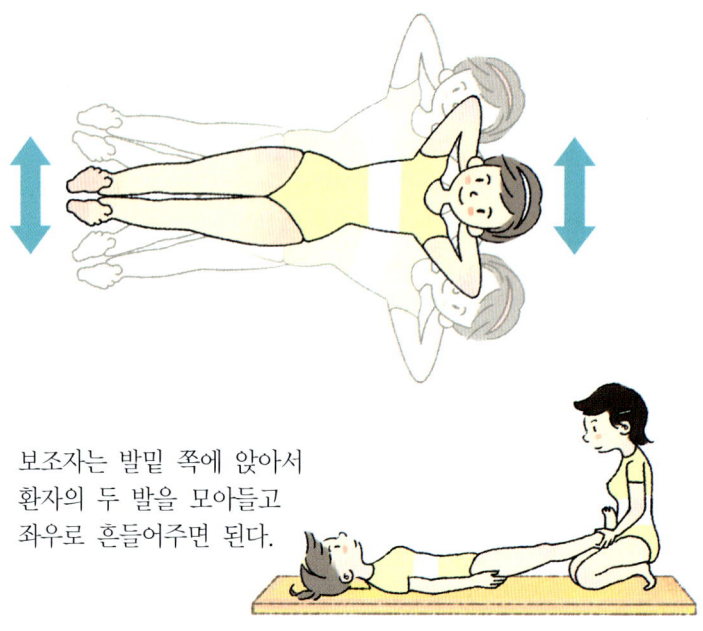

보조자는 발밑 쪽에 앉아서 환자의 두 발을 모아들고 좌우로 흔들어주면 된다.

두 팔을 목 뒤에서 깍지 끼고 똑바로 누워 발끝을 당긴 채 마치 붕어가 유영하듯 머리와 발을 좌우로 흔든다. 1회 1~5분 정도 실행한다. 이 운동을 하면 척추가 교정되고, 교감·부교감신경의 기능이 조정된다. 또한 장폐색, 장유착 등을 방지하고 복통을 멈춰주는 효과가 있다.

❹ 모관운동

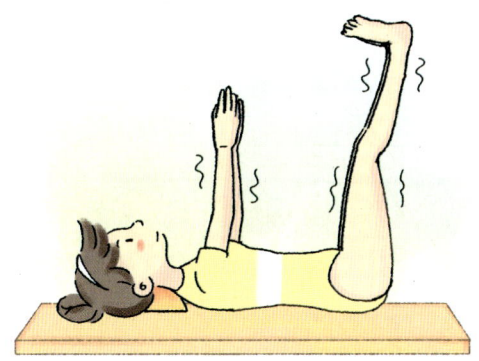

　경침을 베고 누워 두 손과 두 발을 가능한 한 수직으로 곧게 뻗은 다음 발가락을 젖혀 수평으로 한다. 1회 1~2분 정도 손발을 진동시킨다. 혈액순환에 좋다.

❺ 합장합척운동

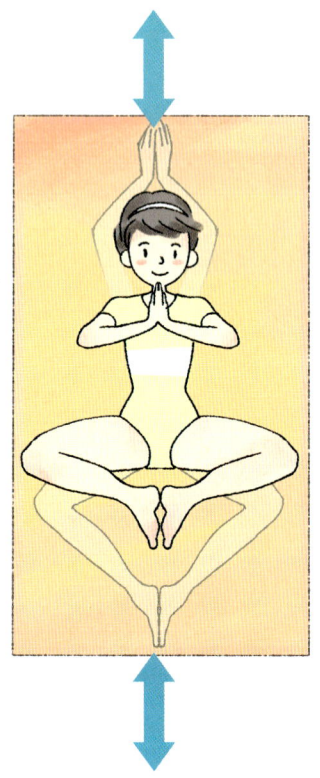

똑바로 누워 두 손바닥과 두 발바닥을 마주 댄다. 그런 다음 두 손은 머리 위로 두 발 역시 마주 댄 채 50~60cm 정도 뻗었다가 다시 되돌아오는 동작을 2, 3분간 반복한 뒤 3~10분간 쉬는 것을 반복한다. 자궁후굴, 태아의 이상 체위 등을 되돌려주는 데 효과가 있고, 골반내부, 복부장기의 기능이 좋아진다.

❻ 배복운동

1) 준비운동

본 운동을 하기 전에 다음의 준비운동을 약 1분 이내에 실행한다.

① 양어깨를 동시에 10회 상하로 움직인다.

② 머리를 오른쪽으로 10회 젖힌다.

③ 머리를 왼쪽으로 10회 젖힌다.

④ 머리를 앞으로 10회 숙인다.

⑤ 머리를 뒤쪽으로 10회 젖힌다.

⑥ 머리를 오른쪽 뒤 방향으로 10회 돌린다.

⑦ 머리를 왼쪽 뒤 방향으로 10회 돌린다.

⑧ 양팔을 수평으로 뻗어서 머리를 오른쪽 왼쪽으로 1회씩 돌린다.

⑨ 양팔을 위쪽 수직으로 올려서 머리를 오른쪽 왼쪽으로 1회씩 돌린다.

⑩ 9번의 자세로 팔을 올린 채로 엄지손가락을 가운데로 해서 주먹을 강하게 쥐고 팔을 직각으로 굽혀서 어깨 높이까지 수평으로 내린다.

⑪ 10번의 자세에서 두 팔을 뒤로 힘껏 젖히고, 동시에 머리를 뒤로 젖히고 턱을 위로 치켜 올린다.

3회 젖힌 다음 기합을 넣는다.

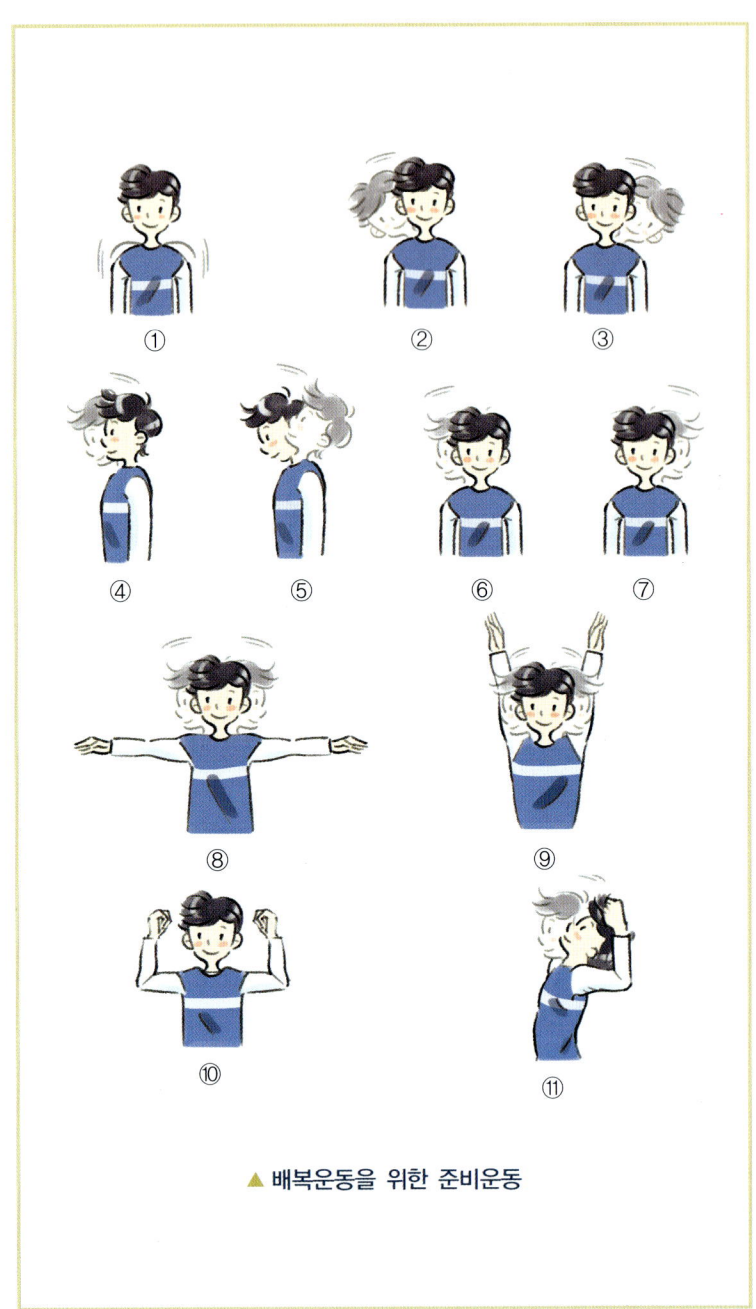

▲ 배복운동을 위한 준비운동

2) 배복운동

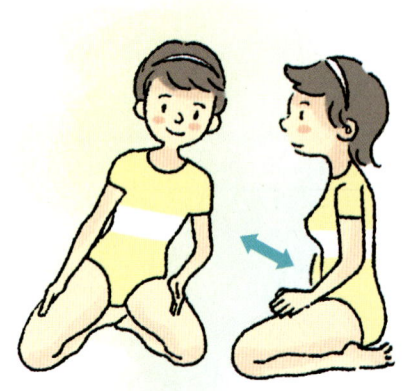

척추와 배의 운동을 동시에 한다. 상체를 똑바로 하고, 체중을 꼬리뼈 위에 얹어서 몸을 시계추가 움직이듯 좌우로 움직인다. 허리에서 머리까지를 일직선으로 하고 몸이 가운데로 왔을 때 배를 당겨 넣고, 좌우로 기울일 때 배의 힘을 푼다. 좌우 왕복을 1회로 해서 1분 동안 50~55회 속도로 한다. 처음에는 200~300회 정도로 하고, 500회를 목표로 한다. 자율신경이 안정되며, 자기 암시를 걸기 좋은 상태가 된다.

통합 암치료 쉽게 이해하기

2016년 7월 1일 1판 1쇄 인쇄
2016년 7월 5일 1판 1쇄 발행
2016년 10월 15일 1판 2쇄 발행

지은이 김진목
펴낸이 조재성
펴낸곳 서현사

등록 2002년 8월 14일 제03-01392호
주소 경기도 고양시 일산동구 중앙로 1055번지 레이크하임 206호
전화 031-919-6643
팩스 031-912-6643

ISBN 978-89-94044-84-2 03510
값 10,000원

저자와의 협의하에 인지는 생략합니다.
잘못 만들어진 책은 구입하신 서점에서 바꾸어 드립니다.
이 책은 저작권법에 따라 보호받는 저작물이므로 무단 전재와 복제를 금하며,
내용의 전부 또는 일부를 이용하려면 저작권자와 서현사의 서면 동의를 받아야 합니다.